·常见病百家百方丛书·
中华中医药学会科普分会组织编写
总主编 温长路

高脂血症百家百方

温武兵 刘 鹏 李姝淳 编著

中国中医药出版社
·北京·

图书在版编目（CIP）数据

高脂血症百家百方/温武兵，刘鹏，李姝淳编著．—2 版．—北京：中国中医药出版社，2018.6
（常见病百家百方丛书）
ISBN 978-7-5132-4755-9

Ⅰ.①高… Ⅱ.①温… ②刘… ③李… Ⅲ.①高血脂病－验方－汇编 Ⅳ.①R289.5

中国版本图书馆 CIP 数据核字（2018）第 014361 号

中国中医药出版社出版
北京市朝阳区北三环东路 28 号易亨大厦 16 层
邮政编码　100013
传真　010-64405750
廊坊市晶艺印务有限公司印刷
各地新华书店经销

开本 880×1230　1/32　印张 8.375　字数 185 千字
2018 年 6 月第 2 版　　2018 年 6 月第 1 次印刷
书　号　ISBN 978-7-5132-4755-9

定价　29.80 元
网址　www.cptcm.com

社 长 热 线　010-64405720
购 书 热 线　010-89535836
侵 权 打 假　010-64405753

微信服务号　zgzyycbs
微商城网址　https://kdt.im/LIdUGr
官方微博　http://e.weibo.com/cptcm
天猫旗舰店网址　https://zgzyycbs.tmall.com

如有印装质量问题请与本社出版部联系（010-64405510）
版权专有　侵权必究

《常见病百家百方丛书》

编委会

总 主 编 温长路

编　　委 （按姓氏笔画排列）

　　　　　　王会丽　王素羽　冯　磊　厍　宇
　　　　　　刘　鹏　刘天骥　汤晓龙　杜　昕
　　　　　　李姝淳　杨　峰　杨幼新　吴积华
　　　　　　宋　坪　张　超　张玉萍　张效霞
　　　　　　柳越冬　尚凤翠　罗瑞娟　郑　齐
　　　　　　胡怀强　袁红霞　晏　飞　陶弘武
　　　　　　黄庆田　隋克毅　温武兵　鲍健欣

学术秘书 厍　宇

总　序

　　理、法、方、药，是支撑中医药学的四大支柱，彰显出中医药学的特征，构成了中医药学的全部。清代学者纳兰性德有"以一药遍治众病之谓道，以众药合治一病之谓医"的高论（《渌水亭杂识·卷四》），说的既有药与方的关系，也有方与治的关系，而在其间起到维系作用的就是方。历史告诉人们，保存于中医药典籍中的的秘方、验方竟多达 30 余万首，有详细记载的就有 6 万首之多。自中医药学祖本《黄帝内经》的 13 方始，到被称为"方书之祖"张仲景《伤寒杂病论》的 113 方，中医方剂学已经由雏形逐渐成就了强势的根基，为之后的完善和发展打下了可靠的基础。透过晋代《肘后方》，唐代《千金要方》和《千金翼方》，宋代《太平圣惠方》、《太平惠民和剂局方》、《圣济总录》，明代《普济方》、《古今医通》、《证治准绳》，清代《医宗金鉴》、《医部全录》等典籍中留下的历史记忆，清晰可见中医方剂学不断丰满、壮大的不凡轨迹。1998 年上海科学技术文献出版社出版的《中华医方精选辞典》，共收入"具有临床使用价值或有开发利用前途"的方剂 20773 首（该书《前言》），反映了现代人对处方认识和应用上的巨大成就。这些处方中,有许多经过千锤百炼,至今仍一直在临床上发挥着作用,堪称为中医的"镇家之宝"。如果加上今人在继承前人基础上的大量发挥、创造、出新,中医的处方的确是难以准确计数了。

在中医治疗中,一病多方、一方多用是普遍存在的现象,这正是中医学辨证论治这一活的灵魂的体现。中医学家们认真体察、总结异病同治、同病异治的内涵和规律,因人而论,因时而变,因地而异,把灵活思维、灵活选药、灵活拟方、灵活作战的法器应用到了淋漓尽致的程度,充分展示了中医药文化的广袤属性和中医药人的聪明智慧。俗话有"条条道路通北京"之说,不同的方、不同的治,可以达到相同的目的,理一也。这个理,就是中医学的基本原理、基本法则。我们推出的《常见病百家百方丛书》,是对这一原理的具体效法,是汇集古今众多医家的经验,从不同的角度、侧面,不同的思维方法对中医原理的另一种方式的诠释。书名中的"百方",是个约数,实际上是百首左右的意思。这些处方中,既有来自先贤们的经典方,也有现代医家们的经验方,都是有据可查的。对于处方的出处,引文后都有明确的注明,以表示对原作者、编者、出版者劳动成果的尊重。这里,还要向他们表示衷心的感谢!

《常见病百家百方丛书》,是由国内有经验的专家撰写的。体例统一于以病为单位———一病一书,以方为论据——一病多方的写法,分为"上篇概说"与"下篇百家验方"两部分进行比较系统的表述。概说部分的撰写原则是画龙点睛,点到为止,内容包括疾病的历史源流、病因病机、治疗方法、名家的认识和作者的独特见解等;百家验方部分的撰写原则是深层开掘，广征博引，围绕古今医家治疗该病的验方，选精萃华，明理致用，内容包括方源、药物组成、方义及治疗效果等。选录的病案，有的是典型的"验案"，有的是相关"疗效"方式的综述。给每一首处方"戴上帽子"、加上按语，是本书的特点之一，反映出作者对某病、某方的独特认识和对一些问题的探讨性思考，以及对一些注意事项的说明，内容都是对读者有提示和启迪作用的。

中医药学的发展，始终是与人类的健康需求同步的。如今，中医收治的病种数目已达9213种，基本覆盖了医学的各个科系领域，尤其是在疑难性疾病、慢性疾病、老年性疾病、身心疾病、心血管疾病、肝炎、肿瘤、不明原因性疾病等方面显示出独特的疗效。在对待传染性甲型肝炎、流行性乙型脑炎、流行性出血热、甲型流行性感冒和艾滋病等重大疾病的防治上，也取得了举世瞩目的进展。在疾病谱变化迅速，新的病种不断出现，疾病的不可预知性与医学科学认知的局限性无法对应的今天，中医药如何在保持优势的基础上创新理念、创新手段，做到与时俱进、与病俱进，更有效地服务于人民的健康需求，是时代赋予我们的使命和重托。有数字显示，目前我国高血压病的患病总人数约为1.6亿~2亿人，脂肪肝1.3亿人，乙型肝炎感染者1.4亿人（其中慢性乙肝患者有3000万人），糖尿病患者8000万人，血脂异常者1.6亿人。心脑血管病呈逐年上升之势，每年死亡的人数达200多万人；恶性肿瘤的发病呈年轻化趋势，每年新增的人数有160万人，死亡人数都在140万人以上……这既是整个科学领域的挑战和机遇，也是中医学的挑战和机遇，督促人们去选择、去作为。

基于此，《常见病百家百方丛书》既要选择普遍威胁人类生存，属于中医治疗强项的"慢病"，也要选择新生活状态下不停出现的新病种，属于中医大有作为的"时兴病"，还要选择严重威胁人类健康的重大疾病，属于中医潜能巨大的急重症，作为普及宣传的对象，以便为民众提供实用、有效的防病治病指导。第一批入选的10本书，重点从常见病、多发病出发，首先瞄准第一类慢病中的感冒、咳嗽、慢性胃炎、湿疹、痔病和第二类时兴病中的高脂血症、冠心病、乙肝、痛风、痤疮等。至于属于第三类的急重症，因涉及的治疗方法、手段相对比较复杂，将在以后的选题中专门予以安排。

当前，我国正处于医疗制度改革的关键阶段，实践中表现出的医改与中医药的亲和性更加凸显。中医药简便效廉的特点和人们对中医药的特殊感情，为中医药提供了更能施展才华的广阔舞台。调查显示，全国城乡居民中有90%以上的人表示愿意接受中医治疗，中医医疗服务的需求量已占据整个卫生服务需求量的1/3以上，中医药已成为我国人民防病、治病不可或缺的重要力量。人民的健康生存需要中医，民族的强大昌盛需要中医，国家的发展富强需要中医。但愿《常见病百家百方丛书》能给大众的防病治病带来一丝暖意，为人民的健康事业带来帮助。

2012年6月

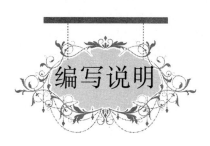

编写说明

高脂血症（HLP）是由于脂肪代谢或转运异常使血浆中一种或几种脂质高于正常范围的一种常见病。随着生活水平的提高，高脂血症的发病率也越来越高，我国目前血脂异常者有1.6亿人，脂肪肝者有1.3亿人，而且数字还在不断增加中。因此，寻找简单有效的预防和治疗方法是势在必行的。

中医虽然没有高脂血症这一病名，但"痰浊"、"血瘀"、"湿浊"、"肥胖"、"眩晕"、"中风"、"心悸"、"胸痹"等病症之中，却包含着与高脂血症相对应的症状、病因病机、并发症等特点。因此，我们查阅资料，收集了大量治疗高脂血症的验方，以便读者学习和参考。

本书分为上、下两篇，上篇概说部分包括疾病的历史源流、名家对本病的认识、本病的病因病机及治疗经验。下篇百家验方部分列举治疗高脂血症的验方。

本书在编写过程中，承蒙山东中医药大学张晓霞博士的无私帮助，在此谨致衷心的谢意！

由于编者学识有限，书中或有欠缺之处，敬请斧正。

编　者

2012年6月

上 篇 概 说

中医学对高脂血症的认识 …………………………………… 3
现代医学对高脂血症的认识 ………………………………… 9
名家治疗高脂血症经验 ……………………………………… 17
　王绵之辨治经验 …………………………………………… 17
　颜德馨辨治经验 …………………………………………… 20
　郭士魁辨治经验 …………………………………………… 22
　聂惠民辨治经验 …………………………………………… 24
　赵时雨辨治经验 …………………………………………… 25
　王新陆辨治经验 …………………………………………… 26
　陈克忠辨治经验 …………………………………………… 27
　陈鼎祺辨治经验 …………………………………………… 29
　火树华辨治经验 …………………………………………… 30
　浦家祚辨治经验 …………………………………………… 31

沈宝藩辨治经验 …………………………………… 31
魏品康辨治经验 …………………………………… 33
张道亮辨治经验 …………………………………… 35
张继东辨治经验 …………………………………… 36
廖作淳辨治经验 …………………………………… 37
林兰辨治经验 ……………………………………… 38
张宽智辨治经验 …………………………………… 40
符为民辨治经验 …………………………………… 42
郭维琴辨治经验 …………………………………… 43
林带辨治经验 ……………………………………… 44
杨坚毅辨治经验 …………………………………… 45

下篇　百家验方

活血化瘀类方 ………………………………………… 51
　活瘀降脂饮 ……………………………………… 51
　通脉降脂汤 ……………………………………… 53
　化瘀泄浊汤 ……………………………………… 55
　血府逐瘀汤 ……………………………………… 57
　消瘀化痰汤 ……………………………………… 59
　补阳还五汤加减方 ……………………………… 62
　补肾通络方 ……………………………………… 65
　单味蒲黄饮 ……………………………………… 67
　调脂饮 …………………………………………… 68
　降脂方 …………………………………………… 70
　降脂活血药酒 …………………………………… 72
　降脂排毒汤 ……………………………………… 74

化瘀降浊汤 …………………………………… 76
六味降脂饮 …………………………………… 79
加减龙胆泻肝汤 ……………………………… 81
轻身消脂汤 …………………………………… 82
玉丹调脂饮 …………………………………… 84
五味降脂散 …………………………………… 86
降脂汤 ………………………………………… 89
海蓝失笑汤 …………………………………… 90
活血化痰汤 …………………………………… 92
祛脂丸 ………………………………………… 96
红荷散 ………………………………………… 99
通脉煎 ………………………………………… 101
海藻降脂方 …………………………………… 103
清脂饮 ………………………………………… 106
加味失笑散 …………………………………… 108
参芪七蛭散 …………………………………… 110

化痰渗湿类方 …………………………………… 113
化痰降脂饮 …………………………………… 113
化痰降浊汤 …………………………………… 115
调脂康 ………………………………………… 117
固本清源降脂膏 ……………………………… 119
半夏白术天麻汤加减方 ……………………… 121
健脾降脂汤 …………………………………… 123
二陈汤 ………………………………………… 125
复方降脂汤 …………………………………… 127
化痰消脂汤 …………………………………… 129
化痰通瘀汤 …………………………………… 131

化浊降脂汤 …………………………………… 133
加减参苓白术散 ……………………………… 135
自拟降脂方 …………………………………… 137
降脂散 ………………………………………… 139
加减半夏白术天麻汤 ………………………… 142
加减瓜蒌薤白半夏汤 ………………………… 143
导痰汤合枳实薤白桂枝汤加减 ……………… 145
小陷胸加枳实汤 ……………………………… 146
除痰化湿降脂方 ……………………………… 149
加减瓜蒌薤白半夏汤 ………………………… 151
平胃散合温胆汤加减 ………………………… 152
化瘀健脾汤 …………………………………… 154
杞决泽泻汤 …………………………………… 155
加味三子养亲汤 ……………………………… 156
杏仁泽泻汤 …………………………………… 159
四苓五仁汤 …………………………………… 160
山楂葛根汤 …………………………………… 162
理脾化痰降脂汤 ……………………………… 164
脂调康 ………………………………………… 166
刘氏祛痰降脂饮 ……………………………… 169

健脾补肾类方 …………………………………… 172
　补肾健脾汤 …………………………………… 172
　补肾降脂饮 …………………………………… 174
　杞菊地黄丸 …………………………………… 175
　神仙服饵方 …………………………………… 177
　扶本祛瘀汤 …………………………………… 178
　补肾化湿汤 …………………………………… 180

补肾化浊汤·················· 182
益肾降脂汤·················· 183
参芪降脂汤·················· 186
参芪五子降脂汤·············· 187
参乌降脂汤·················· 189
调脂通脉饮·················· 191
茯苓泽泻汤加味·············· 193
加味瓜蒌薤白半夏汤·········· 195
黑白双金饮·················· 197
六味地黄丸合瓜蒌薤白半夏汤加减 198
姚培发降脂膏方·············· 200
左归饮加减·················· 201
加减六味地黄汤·············· 203
十味降脂汤·················· 204
乌芪降脂汤·················· 207
健脾消脂饮·················· 209
海芍汤······················ 211
降脂化瘀汤·················· 213
和血通络汤·················· 216

疏肝理气类方················ 219
柴泽汤······················ 219
加味四逆散·················· 220
降脂开郁汤·················· 222
加味逍遥散·················· 224
降脂汤······················ 226

其他类方···················· 229
泻浊降脂汤·················· 229

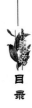

育阴降脂饮 …………………………………… 231
防风通圣散 …………………………………… 232
温肾化痰方 …………………………………… 235
加味麻仁丸 …………………………………… 236
通腑降浊方 …………………………………… 238
玉荷汤 ………………………………………… 241
中满分消饮 …………………………………… 243
利胆降脂合剂 ………………………………… 245
茵陈五苓散 …………………………………… 246
柔肝和血汤 …………………………………… 248

上篇 概说

通过本篇，可以了解中医学对高脂血症在病因病机、治则、辨证论治等方面的相关论述。另外，本篇还介绍了十多位中医名家治疗高脂血症的经验和心得。

中医学对高脂血症的认识

高脂血症是现代医学的称谓,中医没有高脂血症的病名,但根据其临床表现,可属于中医"痰浊"、"血瘀"、"湿浊"、"肥胖"、"眩晕"、"中风"、"心悸"、"胸痹"等病症范畴。

一、源流

中医虽无脂质、血脂的名称,但对"脂"、"膏"则早已有所认识,每常膏脂并称,或以膏代脂。《灵枢·卫气失常》云:"人有肥,有膏,有肉。"《灵枢·五癃津液别》云:"五谷之津液,和合而为膏者,内渗于骨空,补益脑髓,而下流于阴股。"张景岳曾说:"膏,脂膏也。津液和合为膏,以填补于骨空之中,则为脑为髓,为精为血。"清代医家张志聪也曾对膏脂有过详尽的论述:"中焦之气,蒸津液化,其精微……溢于外则皮肉膏肥,余于内则膏脂丰满。"这与现代医学所说的血脂类似。考虑到痰浊、瘀血、浊脂等名称还远未反映高脂血症病变的本质,仅仅依据一些病理表象、疾病发展过程中某一阶段(或时期)的病理生理特点来给疾病规定名称,难免有失全面。所以中医学多借用现代医学的高脂血症这个名称进行阐述。

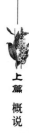

中医学认为，膏脂是人体的组成成分，由水谷所化生，与津液同源，随津液的流行而敷布，注骨、益髓、泽肤、填充体腔而发挥生理效应。如果人体膏脂过少，则会使机体失去应有的营养。《素问·至真要大论》所说的"身无膏泽"即是言此。但如果膏脂过多，则有形体的变化，会给机体造成不良影响，甚至导致某些疾病的发生，如《黄帝内经》有"膏人"、"脂人"的论述；《素问·生气通天论》云："高粱之变，足生大丁。"《灵枢·卫气失常》亦云："膏者其肉淖。""膏者……纵腹垂腴。"膏脂为津液之浊者，津从浊化为膏，凝则为脂，其正常生理有赖于五脏调和，气血生化有源，津液输布畅达。若脏腑功能失调，则气血运行不畅，津液不归正化，从浊生脂聚痰，浸淫脉道，以致气滞血瘀痰凝，痹阻脉络而引发疾病。《灵枢·血络论》说："血气俱盛而阴气多者，其血滑，刺之则射。阳气蓄积，久留而不泻者，其血黑以浊，故不能射。"其中"其血黑以浊"形象地说明了气血津液代谢失调，以致痰瘀胶结于血脉中的状况，与现代高脂血症、高黏血症的概念非常相近。又如《素问·通评虚实论》说："凡治消瘅，仆击，偏枯，痿厥，气满发逆，甘肥贵人，则高粱之疾也。"认为诸多疾病的发生均与膏脂密切相关。

二、病因病机

高脂血症的形成与肝、脾、肾三脏关系密切，为本虚标实，虚实夹杂。肝、脾、肾三脏之虚为本，痰浊、瘀血为标，属气血津液病变范畴。本病病机虽错综复杂，但不外虚、痰、瘀、滞四者，可以虚实两端概括之。无论是饮食上的肥甘厚味，或者肝、脾、肾功能的失调，都能导致代谢障碍，津液失化，停聚为水湿痰饮。水湿痰饮浸渍日久，累及血分则脉道失畅，瘀血形成。

1. **饮食不节，脾失健运**

脾主运化，升清降浊，喜燥恶湿，为后天之本，气血生化之源，津液输布之枢纽。膏脂的化生、转运输布亦与脾密切相关。水谷化生为精微并输布至全身，均依赖于脾的运化。膏脂为水谷精微所化，循行于脉中，周流全身，属于营血的组成部分。膏脂既为水谷精微所化，与津液同源，其运化输布自也离不开脾。不仅正常膏脂的运化转输依赖于脾，同时其多余物质及代谢产物也要依靠脾来转运、清除。脾气虚弱，或是先天禀赋不足，或因饮食不节、嗜食肥甘厚味所伤，或由思虑过度而伤，或为肝木旺而所克，使脾运化输布水谷精微失常，失其"游溢精气"和"散精"之职，非但气血生化紊乱，膏脂转运、输布亦不利，滞留于脉中，形成高脂血症。

2. **禀赋不足，年老体衰，肾气不足**

肾藏精，主骨、生髓，主生长、发育。肾主水，为先天之本。肾中精气是构成人体的基本物质，是人体生长发育及各种功能活动的物质基础。肾阳（元阳、真阳）对机体各脏腑组织器官起着推动、温煦的作用；肾阴（元阴、真阴）对机体各脏腑组织器官起着滋养、濡润的作用。肾阴、肾阳虚损均能导致机体水湿、津液代谢障碍，水谷精微不能散精于肝、上归于肺，滞留于血脉，导致高脂血症。患痰浊之疾日久，阴浊之邪内盛，阳气难伸，终致脾阳虚衰损及肾阳。肾阳乃阳气之根本，肾阳不足，不能温煦脾土，使脾的运化功能难以正常。肾为水脏，主化气行水，水液之所以能在体内敷布运行，有赖于肾的气化作用。若肾阳虚衰，气不化水，则水气内停，凝集成

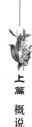

痰成浊。痰浊为病，其性黏滞凝涩，常可导致经脉痹阻，瘀血内生，痰浊与瘀血交结不解，相互转化，相互兼夹，使病情更为复杂。在临床上可见久患高脂血症者，常伴有动脉硬化、高血压、心脑血管疾病，经辨证多为肾虚为本，痰瘀为标的本虚标实之证。

3. 情志内伤，肝失条达

肝为将军之官，体阴而用阳，主疏泄，喜条达，恶抑郁。肝的疏泄功能对调畅气机，促进脾胃运化，血液、津液输布代谢和情志活动有重要作用。"木旺乘土"则脾失健运，水谷精微运化失常，不能散精于肝，滞留血脉，引起高脂血症；肝肾亏损或肝失所养，疏泄不及，气郁化火，内耗阴血，致津液亏损，热灼津液，或痰或浊，引发高脂血症。

三、治疗原则

针对高脂血症本虚标实的基本病因病机，治疗宜祛痰泄浊与活血化瘀并进，同时兼顾扶正补虚。

1. 健脾益气，疏肝补肾以治本

脾虚不能升清泌浊，肝失疏泄，肾精亏虚为高脂血症发病的基础和根本，故治疗应健脾益气，疏肝补肾以治本。使脾气旺盛，肝气条达，肾气充盛，则水谷入于脾胃，游溢精气，清者自升，浊者自降而浊脂自去。

2. 化痰泄浊，祛瘀通络以治标

痰浊、瘀血一旦形成，则膏脂失其正常濡养功能而形成高脂血症，故需化痰泄浊，祛瘀通络，实则泻之以治其标。

3. 分清虚实，标本兼顾

脾肾亏虚，肝失疏泄，导致脾胃升降失司，浊脂内生。浊脂又作为新的致病因素，进一步加重脏腑功能失调。故高脂血症的治疗需要纵观病程，分清虚实，标本兼顾。化痰祛瘀，活血通络与益气健脾，疏肝补肾并举方能切中病机。

四、辨证论治

上世纪80年代以来，国内外学者相继开展了复方降脂的机理探讨，或沿袭古方，佐以加减，或自拟成方，体现了中医辨证用药的特点，发挥药物之间的相须相使之功，取得了良好的疗效。在辨证施治的基础上，结合中药降脂的药理研究，筛选出一批有效的降脂药物，酌加配伍应用，疗效显著。

1. **脾失健运，酿生痰浊瘀血为主**

常可见精神委顿或头昏如蒙，肢懒倦怠，纳谷正常或乏味；或体型臃肿，喜食甘肥及膏粱厚味，大便正常或溏薄，舌苔薄白或白腻，脉细滑。治宜健脾温阳，化湿祛痰。常用药：苍术、白术、茯苓、姜半夏、陈皮、厚朴、砂仁、白豆蔻、干姜、吴茱萸、山楂、葛根、生薏苡仁、萆薢。

2. **肾气不足，酿生痰浊瘀血为主**

常可见头昏耳鸣，甚或失聪，腰膝酸软，形寒怕冷，纳谷一般，尿频或不禁，尿后余沥，舌质淡或有紫气，苔薄白，脉沉细滑。治宜补肾活血，化痰通络。常用药：熟地黄、山茱萸、山药、茯苓、淫羊藿、巴戟天、益智仁、石菖蒲、桑螵蛸、紫丹参、川芎、桃仁、萆薢、金钱草。

3. **肝失疏泄，酿生痰浊瘀血为主**

常可见头昏晕或昏痛，泛恶欲吐，或脾气急躁，心情烦闷，夜寐不实，胁肋部疼痛不舒，嗳气频频，纳谷欠佳，舌质紫暗，舌苔薄白或白腻，脉细弦滑。治宜疏利肝胆，活血化

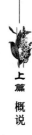

瘀。常用药：醋柴胡、香附、川芎、红花、赤芍、葛根、天麻、茯苓、砂仁、半夏、青皮、陈皮、枳壳、萆薢、泽泻、山楂、金钱草。

4. 肝肾不足，痰瘀互阻为主

常可见头昏耳鸣或耳聋，咽干口苦，视物模糊，少寐健忘，腰酸腿软，大便干结或不畅，舌质偏红或有紫气，舌苔少，脉细弦数。治宜滋养肝肾，化痰祛瘀。常用药：生地黄、熟地黄、山茱萸、何首乌、黄精、枸杞子、菊花、龙骨、牡蛎、钩藤、茯神、山药、丹皮、泽泻、牛膝、丹参、川芎、山楂、决明子。

现代医学对高脂血症的认识

高脂血症（HLP）是由于脂肪代谢或转运异常使血浆中一种或几种脂质高于正常范围的一种常见病。以血清中的总胆固醇（TC）、甘油三酯（TG）的升高，低密度脂蛋白胆固醇（LDL-C）升高、高密度脂蛋白胆固醇（HDL-C）降低为特征。血脂是血浆中的中性脂肪（TC和TG）和类脂（磷脂、糖脂、固醇、类固醇）的总称，由于血浆中的TC和TG是疏水分子，不能直接在血液中被转运，必须与血液中的蛋白质和其他类脂如磷脂一起组合成脂蛋白形式存在，故高脂血症常为高脂蛋白血症的反映。由于逐渐认识到血浆中高密度脂蛋白（HDL）降低也是一种血脂代谢紊乱。因而，有人认为采用血脂异常这一名称能更为全面准确地反映血脂代谢紊乱状态。但是，由于高脂血症使用时间长且简明通俗，所以仍然广泛沿用。高脂血症主要通过过氧化型低密度脂蛋白（OX-LDL）及氧自由基损伤血管壁，内皮细胞受损，经过一系列类炎性反应，形成泡沫细胞，最终导致动脉粥样硬化。过量脂肪在肝组织内堆积，浸润变性，使血脂代谢和脂蛋白合成障碍。同样，肝脏生成极低密度脂蛋白（VLDL）降低，致肝内的脂类不能以脂蛋白形式运出肝脏，造成TG在肝内堆积，形成和加重脂肪肝。

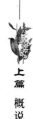

一、高脂血症的分类

1. 世界卫生组织（WHO）的分型

1967年，Fredrickson等根据纸上电泳分离脂蛋白的方法，首先提出异常脂蛋白血症的5种分型。1970年，WHO对其5种分型进行修改，将其中Ⅱ型分为Ⅱa和Ⅱb两型。目前国际上通用的是以Fredrickson工作为基础经WHO修订的分类系统，主要基于各种血浆脂蛋白升高的程度不同而进行分型。将血脂异常分为5型：Ⅰ型家族性高乳糜微粒血症（家族性高甘油三酯血症）、Ⅱ型（Ⅱa型、Ⅱb型）家族性高胆固醇血症（家族性高β脂蛋白血症）、Ⅲ型家族性异常β脂蛋白血症、Ⅳ型高前β-脂蛋白血症、Ⅴ型混合型高甘油三酯血症（混合性高脂血症）。

2. 简易分型法

由于WHO的分型过于繁杂，我国《血脂异常防治建议》中提出血脂异常的简易分型以便于临床应用和指导治疗。

（1）高胆固醇血症：血清TC水平增高（相当于Ⅱa型）。

（2）高甘油三酯血症：血清TG水平增高（相当于Ⅳ或Ⅰ型）。

（3）混合型高脂血症：血清TC与TG水平均增高（相当于Ⅱb、Ⅲ、Ⅳ、Ⅴ型）。混合型高脂血症又有3种表现：①血清TC水平升高为主。②血清TG水平升高为主。③均衡型（血清TC、TG升高相似）。

（4）低高密度脂蛋白血症：血清HDL-C水平减低。

3. 按照是否继发于全身性疾病分类

（1）原发性高脂血症：是指由于遗传因素或后天的饮食

习惯、生活方式以及其他自然环境因素等引起的脂质代谢异常，在排除继发性高脂血症后，可诊断为原发性。现又将原发性高脂血症分为以下几类：①普通高胆固醇血症：最常见，是多个基因和膳食以及其他环境因素之间的相互作用所致，具有一种以上的代谢基础。②家族性高胆固醇血症：常染色体显性遗传性疾病，细胞膜 LDL-C 受体的数量不足和（或）功能低下所致，血清 LDL-C 明显增高、黄色瘤及早发冠心病（CHD）为其主要特征。③家族性 ApoB100 缺陷症：常染色体显性遗传性疾病，ApoB100 基因缺陷而致的 LDL-C 代谢障碍，其临床特征与家族性高 TC 血症难以区别。④家族性混合型高脂血症：一个家庭中多个成员患高脂血症，可为血清 TC 升高或血清 TG 升高或二者均升高，但至少 1 人 TC 及 TG 均升高。⑤Ⅲ型高脂蛋白血症：少见，因 VLDL 中的 ApoE2 增多，ApoE3、ApoE4 缺乏所致，使 VLDL 不能与受体结合，血中乳糜微粒（CM）及 VLDL 残基堆积。⑥CM 血症：常染色体隐性遗传，缺乏脂蛋白酯酶（LPL）或 ApCⅡ而致，主要表现为从婴儿期或儿童期起病的不明原因的腹痛、反复发作胰腺炎和（或）暴发性黄色瘤，而 CHD 的发病率并不高。⑦家族性高胆固醇血症：常染色体显性遗传，代谢缺陷至今不明，临床表现与 CM 血症相似。⑧高 HDL-C 血症：为良性表现，不需治疗，该型患者寿命一般较长，故称为"长寿综合征"。⑨其他。

（2）继发性高脂血症：是指由某种明确的基础疾患或某种药物等其他因素引起的高脂血症。但当这种基础疾患被治愈或控制后，或停用相关药物后，高脂血症未改善或改善不满意时，应按原发性高脂血症进一步处理。常见的引起继发性高脂血症的基础疾患主要有糖尿病、慢性肾病和肾病综合征、甲状腺功能减低、肝脏疾病、胰腺炎、系统性红斑狼疮、多发性骨髓瘤、脂肪萎缩症等。一些药物如噻嗪类利尿剂、口服避孕药、甲状腺素、激素类药、免疫抑制剂以及某些β受体阻滞剂等，也能引起继发性脂质代谢异常。药物影响血脂代谢异常的程度通常与所用药物的剂量呈正相关。

4. 按照基因分类

随着分子生物学技术的发展，发现一部分高脂血症患者存在单一或多个遗传基因的缺陷，多具有家族聚集性，有明显的遗传倾向，临床上称为家族性高脂血症。如家族性高胆固醇血症、家族性高甘油三酯血症、家族性异常β脂蛋白血症。

二、高脂血症的诊断

高脂血症的诊断标准国内外尚无完全统一的意见。我国现行的诊断标准是于1997年由中华心血管病杂志编委会高脂血症防治对策专题组提出的。采用血清测定TC、TG、HDL－C及LDL－C四项。

血脂检查的对象：已有冠心病、脑血管病或周围动脉粥样硬化病者；有高血压、糖尿病、肥胖、吸烟者；有冠心病或动脉粥样硬化病家族史者，尤其是直系亲属中有早发病或早病死者；有黄色瘤或黄疣者；有家族性高脂血症者。

可考虑作为接受血脂检查的对象：40岁以上男性；绝经期后女性。

意义判断：①血清TC＜5.2mmol/L，为合适范围；5.23～5.69mmol/L，为边缘升高；＞5.72mmol/L，为升高。②血清LDL－C＜3.12mmol/L，为合适范围；3.15～3.61mmol/L，为边

缘升高；>3.64mmol/L，为升高。③血清 HDL-C>1.04mmol/L，为合适范围；<0.91mmol/L，为减低。④血清 TG<1.7mmol/L，为合适范围；>1.70mmol/L，为升高。如首次检测发现异常则宜复查禁食 12~14 小时后的血脂水平，在判断是否存在高脂血症或决定防治措施之前，至少应有两次血标本检查的记录。

美国在 1988 年首次推出国家胆固醇教育计划后，于 2001 年进行了第二次修订——ATPⅢ，建议所有≥20 岁者，每 5 年应该进行一次空腹血清 TC、TG、HDL-C 及 LDL-C 检测，ACS（急性冠脉综合征）患者应于 24 小时内进行血脂检测，并将血清 LDL-C 作为首要观察指标。

三、高脂血症的治疗

1. 饮食治疗

饮食治疗的目的是降低已升高的血脂水平，维持营养方面的合理需求，以维持体重在标准水平。主要内容是逐步减少饱和脂肪酸和 TC 的摄入。

2. 其他非药物治疗

主要包括体育锻炼和戒烟。

3. 药物治疗

降血脂药的作用机制可归纳为以下 5 个途径：①阻止胆酸或 TC 的肠道吸收，即减少外源性 TC 的吸收。②抑制 TC 的体内合成，或促进 TC 的转化，即减少内源性 TC 的合成。③促进脂质的转运和排泄，促进细胞膜的 LDL 受体表达，加速脂蛋白的分解。④激活脂蛋白代谢酶类，调节脂质代谢。⑤阻止其他脂质合成或促进其他脂质的代谢。

现有的调脂药物种类很多，主要有以下几种：

(1) 他汀类：为羟甲基戊二酸单酰辅酶 A 还原酶抑制剂，是一种 TC 合成的强有力抑制剂，并加速 LDL 的廓清，使血清 TC 和 LDL-C 降低 20%～40%，TG 和 VLDL 降低 10%～20%，HDL-C 升高 5%～15%。如临床上常用的洛伐他汀、辛伐他汀、普伐他汀等。常见的不良反应为胃肠道不适、肌痛、肌无力、头痛和皮疹。实验室指标异常主要是肝功能损害，停药后可恢复正常。

(2) 贝特类：主要作用是通过增强脂质蛋白酯酶的活性而降低血清 TC 20%～50%，降低 LDL-C 10%～15%，增高 HDL-C 10%～15%。例如非诺贝特、吉非罗齐、必降脂等。不良反应主要是胃肠道不适，肝功能谷丙转氨酶增高，少数人出现皮疹等，停药后可恢复正常。

(3) 胆酸隔置剂：亦称胆酸结合树脂，服后吸附肠内胆酸，阻断胆酸的肠肝循环，加速肝中 TC 分解为胆酸，与肠内胆酸一起排出体外。可使血清 TC 和 LDL-C 下降 15%～30%，HDL-C 上升 3%～5%，对 TG 无影响或略升。此类调脂药有考来烯胺和考来替泊。服药期间宜定期复查血常规、肝功能和血电解质。不良反应有胀气、恶心、呕吐等。

(4) 烟酸类：用足够剂量时抑制肝脏合成和释出 VLDL，抑制脂肪细胞释出游离脂肪酸，从而降低血清 TG 20%～50%，降低 TC 和 LDL-C 10%～25%，增高 HDL-C 15%～35%。不良反应有皮肤潮红、瘙痒、胃部不适、消化不良，并可引起血糖升高，血尿酸升高、消化性溃疡患者忌用。长期应用要注意检查肝功能。

(5) 潘特生：是辅酶 A 分子的组成部分，有明显降低血清 TC 作用，促进动脉壁积存的 TC 消散。适用于各类高脂蛋白血症和糖尿病合并的高脂血症。无明显不良反应。

（6）普罗布考：主要降低 TC，对 TG 作用不大。目前认为普罗布考降 TC 的机理在于增加 LDL 的分解率和增加胆汁酸的排泄，抑制 TC 的生物合成，改变 HDL 的结构和代谢功能，促进 TC 的逆动转。

（7）藻酸双酯钠：为人类肝素样海洋药物，具有明显降血脂、扩张血管和改善微循环的作用，能使血清 TC、TG 迅速下降，而 HDL 水平升高。不良反应主要是静脉给药滴速过快时，个别患者可出现头晕、头痛、恶心、心悸等症状，减慢滴速即可消失。有出血性疾病及严重肝肾功能不全者禁用。

（8）鱼油降脂丸：可降血清 TG 和 TC，升高 HDL–C，具有抗动脉粥样硬化、抑制血小板聚集和延缓血栓形成等作用。有出血性疾病患者禁用。

4. 特殊疗法

经过一些非药物治疗或药物治疗措施后，患者血脂浓度仍居高不下，也可考虑一些特殊的治疗方法：

（1）外科手术治疗：对于少数病例，如纯合子家族性高胆固醇患者，在常规治疗方法或对药物不能耐受时，可考虑选择外科治疗。临床上已经开展且有一定疗效的手术有部分回肠旁路术、门静脉分流术、肝脏移植术等，其中部分回肠旁路术大规模试验显示可使血清 TC 降低 23.3%，LDL–C 降低 37.7%，HDL–C 增高 4.3%，但 TG 也增高 19.8%。

（2）血浆净化疗法：此类方法临床上亦称血浆置换和体外低密度蛋白分离术，主要是先将患者血液抽出，从血浆中分离某些成分并将其弃去（去除高浓度的脂蛋白），再输入新的

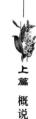

血浆或代用品,这主要适用于难治性高胆固醇血症患者。

(3) 基因治疗:通过利用特定的重组 DNA,在基因水平治疗遗传性疾病。也可利用反义核酸技术降低变异基因的表达。基因治疗目前还未完全成熟,有待进一步深入研究和发展,目前研究主要是将逆转录病毒转导的已能表达 LDL 受体的肝细胞输入门静脉,用于治疗家族性高胆固醇血症患者。

名家治疗高脂血症经验

王绵之辨治经验

王老认为，高脂血症的病机虽错综复杂，但不外虚、痰、瘀、滞四个字，可以虚实两端概括之。虚乃脾弱气虚，实即痰瘀气滞。脾虚气弱为本，痰瘀气滞为标，虚实夹杂，本虚标实。饮食不节，过食肥甘，思虑过度及年老体衰，均可使脏腑功能失调，脾虚气弱而致痰瘀气滞，而后者壅滞血脉使膏脂转输失常，又是形成本病的直接原因。

肢麻是指肌肤不知痛痒，知觉减退或消失，为高脂血症的常见症状之一。王老独具匠心，认为肢体麻木伴眩晕，头痛，耳鸣，舌暗红，苔白或薄黄但皆不润，脉弦滑或细，为肝风之麻木；体形丰肥，麻木伴瘀胀，呕恶，舌暗体胖，苔白腻，脉沉而濡者，为痰浊之麻木；肢体麻木伴疼痛，无有休止，舌暗有瘀点，脉涩或弦紧者，为瘀血之麻木；周身麻木，昼减夜甚，气短乏力，舌淡，苔白滑，脉弦细而弱者，属脾虚湿困之

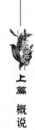

麻木；麻木见于肢端，或见口唇，伴心悸，失眠，舌淡苔薄白，脉细弱或涩者，多属脾虚血亏之麻木。而高脂血症之麻木多在上肢，既麻且酸，伴心悸失眠，头昏，心胸闷或痛。观其舌，必色红不鲜或有瘀点，中部苔厚而腻；诊其脉，当弦滑或弦涩。高脂血症患者常见心胸闷痛，时有患者以"胃痛"就诊。对此，王老必亲手探明部位，如在鸠尾处属心痛；鸠尾以下为上脘，属胃病。也有心胃同病，痛在鸠尾而连上脘者，当结合兼症、舌脉作出判断。王老常据舌脉变化，测知虚实轻重。若舌质偏暗，苔厚腻或白或黄，多为痰浊内盛；舌暗有瘀点或瘀斑，脉弦细涩或弦紧常为瘀血偏重；舌质暗偏淡，苔中根部腻，脉弦或滑，多属气虚而多痰。

　　针对高脂血症病程较长，本虚标实，虚实互呈之特点，王老认为把握虚实之轻重、标本之缓急是本病论治之关键。立消补兼施，标本同治之大法，尤其重视对病之本——脾虚气弱的治疗。补气健脾每每重用生黄芪、党参，生姜亦为必用之品。王老对黄芪与生姜的作用体会颇深，认为生黄芪补气而升，具有向上向外的特点；正合"脾气散精，上归于肺"之性，又能"逐五脏恶血"，对脾胃气虚，不能散精，膏脂滞留营血者尤宜。生姜性温而散，化痰健胃，既助脾胃"游溢精气"，又利于药物有效成分溶出，促进人体吸收，对痰多热象不明显，或脾胃因虚而寒者颇为适合。如此配用，意取"四君"而胜于"四君"，于本病甚为合拍。对痰浊、瘀血、气滞之标实证，王老主张在补气健脾同时，用渐消缓散之法，不宜攻伐，以免耗伤正气。治痰常以温胆汤加减，常用清半夏、化橘红、桔梗、茯苓、大贝母等。若痰浊壅盛，标实偏重者，多权宜合用枳实薤白桂枝汤加胆南星、白芥子等，待舌苔由紧腻变松浮、由厚变薄，即改用他药，中病即止。理气多用制香附、枳壳、桔梗、木香等，量取适中。活血化瘀善用桃红四物汤组方之法，常用桃仁、红花、丹参，适当配伍当归、白芍、熟地黄等阴柔补血之品，使祛瘀不伤正，又防理气耗气伤阴之弊。破血逐瘀之䗪虫、水蛭、虻虫等，尽量少用或不用。王老强调本病治疗当缓急有序，虚实兼顾，不可急于求功，应着眼于调理脏腑气血的功能，使气血阴阳趋于平衡，津液、膏脂代谢恢复正常，不可妄用峻烈之品，或滥投重剂，徒伤正气，使旧疾未去新患又起。

王老在临床实践中，十分重视在中医理论指导下借鉴现代医学方法和研究成果，继承不泥古，创新不离宗。高脂血症患者血脂升高，每伴有血液流变学的改变，呈现高黏、高凝状态。王老认为这是痰瘀互结的最好证明，因此在辨证用药的基础上，适当选用现代药理研究证实有降脂作用的药物，如泽泻、黄芪、半夏、薤白、桑寄生、决明子、何首乌、山楂等，以及具有降脂和改善血液流变学、降低血黏度的活血化瘀方药，如补阳还五汤、血府逐瘀汤等方，以提高疗效。如气虚而血脂升高者，可用黄芪、黄精；痰湿兼食滞者，可用泽泻、半夏、山楂；肾虚者，可用何首乌、桑寄生、杜仲。

王氏降脂方基于本病虚实夹杂之特点，针对脾虚气弱，痰瘀气滞而设，标本兼顾，消补并施，重在补虚治本。主要药物有生黄芪、党参（气虚甚者用人参）、半夏、泽泻、茯苓、丹参、何首乌、当归、怀牛膝、制香附等。方中重用生黄芪脾肺并补，补而不守；人参大补脾肺之气，补而不走，两者相须为用，走守结合，培补后天以治生痰之源。泽泻、茯苓、清半夏燥湿化痰，渗利水湿，使邪有出路。"一味丹参，功同四物"，与怀牛膝、当归、何首乌相配，活血祛瘀，通利血脉，补血养血，祛瘀不伤正。更有制香附疏肝理气解郁，调畅三焦气机，与补药相合，补而不壅；与化痰药相伍，气顺痰自消；与活血药相配，气畅血行。其他药物亦围绕上述病机而设。诸药相合，标本同治，消补兼施，消不伤正，补而不滞，组方严谨，遣药精当，立意深明。

资料来源：《王绵之教授治疗高脂血症学术思想及经验》[郑贵力，王煦．北京中医药大学学报，2000，23（2）：48]。

颜德馨辨治经验

颜老临床推崇"脾统四脏"之说。认为脾为后天之本，脾健则四脏皆得煦育，他脏有病从脾论治寓有治本之意。

高脂血为血中之痰浊，脾健可使水谷随食随化，痰湿不生，可谓清源。健脾之药，一可防滋腻碍脾，寒凉伤胃；二可助药物的吸收。脾失健运，痰浊内生，临证多见形体肥胖，倦怠乏力，中脘痞满，痰多，口中黏腻，舌淡体胖，边有齿痕，苔白腻或白滑，脉细缓。以苍术六君子汤、苓桂术甘汤、五苓散等加荷叶、藿香、佩兰等化裁。

肝脾同居中焦，颜老认为脾运化功能健全有赖于肝的疏泄功能正常。肝主疏泄，一方面可使脾胃升降有序，运化有度；另一方面胆汁的分泌排泄正常，有助于饮食物的消化吸收，从而推动脾胃的运化。"见肝之病，知肝传脾，当先实脾。"说明肝脾二脏病理生理上相互影响，在治疗上也应相互兼顾，不能孤立看待。肝失疏泄，横逆犯脾，脾土受病，运化失健，痰浊内生，血脂升高。症见头目眩晕，胸闷胁胀，情绪抑郁，腹胀便溏，气短乏力，肢体麻木，舌质淡或暗，苔白腻，脉弦滑等，以逍遥散化裁。肝火较甚，见面红目赤，口干舌燥，心烦，尿黄，便结，苔腻，脉弦，加钩藤、生地黄、龙胆草、泽泻、栀子、黄芩。两胁痛甚加延胡索；脘痛嗳气加姜半夏、苏梗。

颜老认为，六腑以通为用，腑气不通，浊脂存于体内，食积不消，浊气不下，均可加重本病。用药一方面以大黄之类荡涤胃肠宿食，推陈致新；一方面以山楂、麦芽开胃消食健脾。这与现代医学通过增加肠蠕动，促进肠内脂质的排泄，抑制外源性脂质的吸收而降低血脂的方法异曲同工。脾胃为气机升降之枢纽，如果脾胃升清降浊功能失司，肠道失于通畅，不利于浊脂的排泄，浊脂进入血液从而引起血脂升高。症见面赤，烦热，口苦，尿黄，大便干结，舌质红，舌苔黄腻，脉弦滑。药用：制大黄（里热重者用生大黄）、何首乌、虎杖、草决明、枳实等。湿热较甚加芳香化浊之品，如藿香、荷叶、石菖蒲、黄芩、连翘、茵陈、车前子、滑石等；食积较甚加山楂、麦芽。

高脂血症伴心脑血管疾病者，多病程较长，虚象明显。瘀阻脉道虽与心气不足、肾气亏乏、肝郁气滞有关，但究其根本在于脾气虚。症见神疲乏力，心悸气短，胸痛，手足麻木，皮肤干燥，毛发不荣，舌暗，舌下络脉青紫或血黏指数明显增高。治以补气活血，化痰通络，药用黄芪、柴胡、葛根、当归、川芎、桃仁、红花、赤芍、丹参、地龙、何首乌、枸杞子、海藻、水蛭。

高脂血症易引起心脑血管疾病，原因在于其病理产物痰瘀

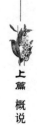

痹阻血脉、经络而成。症见眩晕较剧或头痛较烈,咳痰较多,心胸闷痛或绞痛而痛区固定不移,便秘,腹胀,食欲明显减退,肢体麻木、痉挛、肿胀,或出现间歇性跛行,舌质紫或有瘀斑,舌苔厚腻,脉弦滑。方用柴胡疏肝散合导痰汤加蒲黄、僵蚕、生山楂、丹参、虎杖。气滞血瘀较重,头痛失眠,胸胁胀痛或刺痛,急躁易怒,唇暗,舌质紫暗或有瘀点瘀斑,脉弦涩或结代,加柴胡、青皮、陈皮、香附、郁金、川芎、降香、茺蔚子、姜黄、五灵脂、三七。

资料来源:《颜德馨辨治高脂血症的经验》[赵昊龙,沈芸,魏铁力,夏韵.辽宁中医杂志,2002,29(6):19]。

郭士魁辨治经验

郭老认为,高脂血症属于中医"痰湿"、"浊阻"范畴,与肝、脾、肾三脏有关。脾虚运化功能失常,或膏粱厚味,实热郁结,痰湿内阻。肝阴虚,肝阳上亢,木旺克土,脾胃蕴热,运化失司,热痰内生,或因肝郁不舒,肝气郁结,使水谷精微不能正常输布。肾虚而致脾虚,运化失常,湿浊内生,久之阻塞经脉。

根据本病的不同临床表现,郭老多采用利湿、化痰、清热、疏肝利胆、养阴补肾等方法治疗。常用药物有:茯苓、泽泻、半夏、白术、陈皮、茵陈、金钱草、郁金、荷叶、金银花、忍冬藤、黄芩、胡黄连、虎杖、柴胡、大黄、玉竹、沙参、何首乌、女贞子、枇杷子、黑芝麻、黑桑椹、淫羊藿、桑寄生。

清热利湿法：用于血脂高而有烦渴，发热尿少，腹胀浮肿，脉滑数，苔腻者。药用：金银花12g，连翘10g，菊花12g，草决明15g，荷叶12g，泽泻12g，茯苓10g，忍冬藤15g。

祛痰除湿法：用于血脂高，有四肢倦怠，腹胀纳呆，咳嗽有痰，大便溏，脉滑苔腻者。药用：陈皮10g，半夏10g，竹茹10g，茯苓10g，甘草6g，胆南星10g，杏仁10g，黄芩12g。

清里通下法：用于血脂高而形体壮实，大便秘结，腹胀，脉有力，苔厚腻者。药用：大黄10g，枳壳10g，丝瓜络10g，黄芩10g，芒硝10g，茵陈10g。

滋阴补肾法：用于血脂高，有体倦乏力，腰酸腿软，年迈体弱，脉沉细，舌质红，苔薄者。药用：生地黄12g，沙参10g，五味子10g，菟丝子10g，何首乌10g，丹皮10g，泽泻10g，茯苓10g，黑芝麻10g，桑寄生12g。

郭老认为，高脂血症有虚实之分，实证宜清宜泻，虚证宜滋宜补。实证者体壮或肥胖，食纳佳，大便干或秘结，舌苔厚腻，脉弦有力，治疗除用汤剂外可选用大黄3～10g，煎水代茶饮。虚证者体瘦纳呆，腰酸肢冷，烦热，脉细数，苔薄白，除用汤剂外可选用何首乌粉，每次1.5g，每日服3次。若肾虚津液不足，大便偏干者，将黑芝麻、何首乌等量研末，每日3次，每次6～10g，蜂蜜水送下。

郭老认为，高脂血症常与其他病症同时发生，如合并胸痹、中风、消渴等，临证时应同时顾及诸症。

资料来源：《郭士魁临床经验选集》［翁维良，于英奇．人民卫生出版社，1983］。

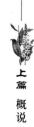

聂惠民辨治经验

在对高脂血症的治疗过程中，聂惠民教授在经方合方的运用上总结了一些经验，如对于青壮年高脂血症，常用小柴胡汤合泽泻汤进行治疗。对于老年高脂血症则用泽泻汤合肾气丸进行加减化裁。

聂教授在临床上发现，中青年高脂血症患者大多数时候正气并不虚弱，而是由于肝胆疏泄不利，造成痰浊瘀血内生。大多患者出现精神抑郁，烦躁不安，胁肋胀痛，脉弦等一系列肝胆疏泄不利的症状。肝胆疏泄不利，气机郁滞，气行则血行，气不行则血不行，血不行则成瘀血。气行则津液运行畅通，如果气行受阻则津液不能正常运行而聚湿生痰。痰浊瘀血阻滞脉道，脉道不利则出现眩晕，心悸，胸闷短气，舌质暗，有瘀斑、瘀点，舌苔厚腻等症状。而老年高脂血症患者存在不同程度的正气虚弱征象，多为脾气虚弱、肾精不足。中青年高脂血症的病机关键在于肝胆疏泄不利，痰湿内停，病位在肝胆脾胃，病性属邪气实；老年高脂血症的病机关键在于肾气虚弱，痰浊瘀血内生，病位在肝肾脾胃，病性属虚实夹杂。

聂教授认为，治疗高脂血症的用药也要注意到季节的不同，譬如在长夏季节化湿药要重用，如荷叶、泽泻；气候干燥时应加用甘寒之品，如沙参、麦冬。还要注意患者的区域特点，譬如我国南方地区多湿，患者易于腹泻，所以用大黄降血脂，量一定要小，并且要用酒大黄；北方地区多干燥，患者多有内热，可以在辨证施治的基础上酌情用大黄。

资料来源：《聂惠民教授治疗高脂血症的经验》［张秋霞．北京中医药大学学报，2003，10（3）：38］。

赵时雨辨治经验

赵时雨主任医师认为，高脂血症虽与饮食不节、嗜食肥甘厚味损伤脾胃有关，但与肾虚关系更为密切。肾虚血瘀是高脂血症的基本病机。根据"虚则补之，实则泻之"的治疗大法，赵主任拟定了补肾活血化瘀的原则，并自制补肾调脂汤，其临床疗效显著。药物组成：黄芪30g，枸杞子30g，菟丝子30g，三棱15g，莪术15g，当归15g，赤芍15g，川芎9g，山楂30g，水蛭15g，泽兰15g。方中枸杞子、菟丝子补肾固本；黄芪大补元气，以助气血运行；三棱、莪术破血消癥，既可行血中之滞，又能健脾行气消积，以促进脂质吸收利用；当归、川芎、赤芍、泽兰活血化瘀。赵主任还在辨证论治的基础上，选用经现代药理证实具有降脂作用的药物，如山楂、水蛭等。诸药合用，标本兼顾，共收补肾、活血化瘀之功。若肾虚明显者，可酌加杜仲、续断等。一般中老年高脂血症，服用本方8～10剂后，大多可获满意疗效。

资料来源：《赵时雨主任医师治疗高脂血症经验择要》［梁光宇，李金臣．中医研究，1998，11（1）：33］。

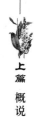

王新陆辨治经验

王新陆教授长期致力于内科杂病的中医药理论和临床研究，其创立的脑血辨证是指导临床辨治现代复杂病的重要理论。高脂血症因脂质代谢紊乱而造成的血液运行、血液形质和功能异常改变以及由此而导致的全身性生理病理变化，与脑血辨证之"血浊证"的特点颇符合。据此，王教授从"血浊"辨治高脂血症，在理法方药的运用上积累了丰富的经验。

王教授认为，高脂血症治疗的重点，主要是针对脾虚失健或运化不及以及由此所产生的浊邪污血的病理状况，分别采用补脾助运、消壅散滞、化浊行血等方法，以截断浊生之源，或清除已存在的浊邪，扭转已有的病理状态。主要药物有黄芪、人参、茯苓、白术、半夏、生蒲黄、山楂、荷叶、路路通、泽泻、香附等。黄芪补而不守，人参补而不走，两者相须为用，走守结合，共补脾肺之气以固后天之本；白术、茯苓、泽泻、荷叶、半夏健脾升清降浊，俾邪有出路；路路通苦平，其性通行十二经而通络利水湿浊邪；山楂甘酸入血分，善化瘀消浊；生蒲黄散血中瘀浊，其成分中的植物固醇可与血中 TC 竞争脂化酶，减少外源性 TC 的吸收；更配香附疏调木气，有利于后天之气长旺。高脂血症若因长期偏嗜酒食肥甘而脾虚症状不明显者，为中土壅滞、脾运不及所致，当以"消"为主，而辅以"疏"法组方。主药有苍术、神曲、栀子、山楂、半夏、炒莱菔子、大黄、枳壳、郁金、水蛭、虎杖、决明子等。苍术苦温入脾胃经，功在燥脾助运，开发水谷之气；山楂长于消肉食油腻之积，兼化瘀浊；神曲善化酒食陈腐之积；炒莱菔子消痰气之积最有效；配大黄、决明子、半夏、枳壳则能导泄肠腑中污秽浊滞；伍以郁金、虎杖、水蛭，疏利肝胆气机，逐血中浊脂之积；栀子清利三焦郁热浊邪。同时由于脏腑间存在着相互联系与影响，脾土功能失调则会出现"土失木疏"或"土壅木郁"的病理变化，在用药上要适当辅以疏达肝胆、调畅气机的药物以扶助脾运，如制香附、佛手、郁金等。

此外，在辨证组方中应酌情配伍援药则能增强疗效。所谓援药，是指通过现代中药药理研究证实，作用于确切靶器官，对主病、主因、主症有明确治疗作用，用于方中能起到缓解症状或改善实验室检查指标的药物。临床常用的治疗高脂血症的援药有泽泻、何首乌、荷叶、草决明、虎杖、山楂、鸡内金等，此类药物多含黄酮类、蒽醌类、皂苷类、酚类、萜类等成分，能够有效降低血清TC、TG，升高血清HDL-C，其降压、增加冠脉流量、加强肠蠕动等功用对防止动脉粥样硬化以及心脑血管疾病有重要意义。

资料来源：《王新陆从"血浊"辨治高脂血症经验》[王中琳.山东中医药大学学报，2007，31（6）：474]。

陈克忠辨治经验

陈克忠强调，临床辨治高脂血症当分清标本缓急、虚实轻重，或益肾固本为主，或化痰祛瘀为主，或二者并举。

益肾固本，佐以化痰祛瘀，此为重在治本之法。患者虽血脂升高，但自觉症状不明显，病势缓，病情轻，或偶有头晕耳鸣，肢重乏力，舌淡红或暗红，苔白，脉沉弦细。此类患者以本虚为矛盾的主要方面，治应益肾填精，健脾渗湿为主，并稍佐化痰祛瘀之品。陈老常以神仙服饵何首乌丸合杞菊地黄丸加减：制何首乌30g，枸杞子15g，熟地黄20g，黄精30g，淫羊藿30g，泽泻40g，生山楂30g。方中以何首乌、枸杞子、熟地黄、淫羊藿益肾填精，黄精补益脾气，泽泻助脾渗湿，生山楂消食化瘀。若肾阴偏虚，心烦失眠，口燥咽干，舌红少苔，脉细数者，加女贞子、黑芝麻，并重用熟地黄；肾阳偏虚，畏寒肢冷，舌淡苔白，脉沉细者，加肉苁蓉、巴戟天、制附子；脾虚偏重，脘腹胀满，倦怠乏力者，加党参、黄芪、半夏。

化痰祛瘀，佐以益肾固本，此为重在治标之法。患者病势急，病情较重，常表现为头晕目眩，胸闷胸痛，肢麻沉重，舌质紫暗或有瘀点瘀斑，苔滑腻，脉弦或涩。本病虽以虚为本，但痰瘀阻塞脉道的表现突出，即标实证为矛盾的主要方面时，治宜利湿化痰，活血化瘀为主，辅以益肾固本之品。陈老常以泽泻汤、失笑散、神仙服饵何首乌丸加减：泽泻40g，生蒲黄12g，五灵脂12g，大黄（后入）6～15g，决明子30g，制何首乌30g，郁金15g，生山楂30g。方以泽泻、蒲黄、五灵脂、大黄、郁金利湿化痰，祛痰行气。若胸闷胸痛者，加瓜蒌皮、丹参、赤芍；眩晕明显，肝阳上亢者，加菊花、生石决明、钩藤；口干烦躁，苔黄厚腻，痰湿化热者，加茵陈、黄芩、胆南星。

益肾固本，化痰祛瘀并举，此为标本并举之法。患者本虚证与标实证并重，常表现为头晕耳鸣，或有胸闷胸痛，肢体麻木，腰膝酸软，神疲乏力，舌暗红，苔厚，脉沉弦细。治宜益肾固本与化痰祛瘀并举。此为以上两种治法的综合运用，常用制何首乌30g，枸杞子15g，淫羊藿30g，肉苁蓉12g，黄精30g，决明子30g，泽泻40g，生山楂30g，生蒲黄12g，临证酌情加减。

资料来源：《陈克忠治疗高脂血症经验》［张继东．山东中医杂志，1995，14（3）：123］。

陈鼎祺辨治经验

陈老辨治高脂血症常用以下4法：

滋补肝肾法：用于肝肾阴虚型，多见于外源性高脂血症。症见眩晕耳鸣，腰膝酸软，口咽干燥，五心烦热，舌红少津，脉沉弦。方选首乌延寿丹化裁。

健脾利湿法：用于脾虚湿重型，多见于外源性高脂血症。症见体倦乏力，头重如裹，肥胖痰多，浮肿便溏，舌苔白腻，脉滑。方选五苓散合茵陈蒿汤加减。

理气活血法：用于气滞血瘀型。症见胸闷憋气，胁痛易怒，肢麻，妇女月经量少有血块，舌暗有瘀点，脉沉涩。方选桃红四物汤加减。

益气养阴法：用于气阴两虚型。症见心悸气短，头晕耳鸣，口干燥热，腰膝酸软，舌红苔少，脉弦细。方选生脉散合杞菊地黄汤加减。

资料来源：《陈鼎祺辨治高脂血症经验》［刘宗莲，徐淑

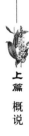

文.中医杂志,2002,43(5):337]。

火树华辨治经验

火树华教授在临床实践中发现,高脂血症患者多肥胖,有胸闷、头晕、心悸、食后腹胀、乏力、自汗、舌体胖大,边有齿痕等表现,其病因主要为饮食不节、劳倦内伤、脏腑功能失调、脾虚失运、年老体衰。病机为脾虚、痰瘀互阻。病位在脉。火树华教授认为,高脂血症是水谷不化之痰湿、过盛入脉之浊气及瘀滞之血在脉中结聚而成,并不单指瘀血,基本病情复杂,病症多端。气血是维护机体生命活动的重要物质,气的升降运动失常导致气血逆乱、气机失常、血脉瘀阻、气血亏虚、血行迟缓,则瘀血内生;饮食伤脾,高脂饮食与高脂血症的发生有直接的关系,嗜食膏粱厚味,腻脾碍胃,脾胃受伤,湿浊内生,湿浊变生痰浊,留滞经络,血流受阻而致痰瘀互结。

火树华教授提倡运用痰瘀同治的方法治疗高脂血症。火树华认为,痰瘀同治的方法明显优于单纯用祛痰或活血化瘀的方法,且符合中医治疗疾病中的多途径、多方位、多靶点等作用,化痰与活血可起到异曲同工之妙。多用瓜蒌薤白半夏汤合桃红四物汤或血府逐瘀汤加减,喜用瓜蒌、桃仁、红花、川芎、当归、赤芍、白芍、大黄、胆南星、郁金、川芎、香附、泽兰等药物,收效均佳。

资料来源:《火树华教授治疗高脂血症的中医临床经验》

［阿衣努尔·木合买提巴克,陈健.新疆中医药,2007,25(4):89］。

浦家祚辨治经验

浦老认为高脂血症的发生以脾虚、肾虚为本,痰浊为标,涉及肝胆。脾虚、肾虚是高脂血症的病理基础,痰浊是脾虚、肾虚的病理产物。当痰浊等标实征象已去,血脂降至正常范围后,浦老根据"治病必求其本"的原则,拟用补肾健脾法,以防痰浊滋生、浊脂升高,使血脂保持在正常水平。以脾虚为主者,用参苓白术散加焦山楂制成丸剂;以肾虚为主者用右归丸加何首乌制成丸剂,长期服用。

资料来源:《浦家祚从痰论治高脂血症经验》［赵世珂,郭立华.山东中医杂志,1999,18(1):33］。

沈宝藩辨治经验

沈老认为高脂血症的发生与痰浊及瘀阻密切相关。因为痰与瘀互存互根,故高脂血症的发病也往往痰瘀同病。其病理基础是痰浊、瘀血阻塞脉道,为本虚标实之证。故治疗宜标本兼顾,在化浊降脂时必须与扶正相结合,方能取得良好疗效。

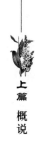

1. **脾虚痰生**

脾主运化，为后天之本，气血生化之源，津液输布的枢纽，膏脂的生成与转化皆有赖于脾的健运。若脾胃虚弱，则脾不健运，饮食不归正化，水谷精微失于输布，易致膏脂输化障碍而成高脂血症。症见头晕目眩，腹胀纳差，四肢倦怠，大便溏薄，舌质淡，苔白腻，脉弦滑。治宜健脾化痰，活血化瘀。沈老常用半夏白术天麻汤加减，加用当归、赤芍、川芎、泽泻。腹胀者，加厚朴、枳壳；纳差者，加山楂、麦芽、鸡内金。

2. **肝郁气滞，痰瘀互结**

肝主疏泄，气行则血行，气滞则湿阻。肝失疏泄，气机的运化失常，脏腑功能受损，必然出现气血津液的一系列变化，气滞则血瘀，气滞则水停，津液与血液运行异常，留而为痰为瘀，久则痰瘀互阻，阻滞血脉。症见胸胁苦满，烦躁易怒，女性可见月经不调，乳房胀痛，舌质暗红，苔薄，脉弦。治宜疏肝理气，活血化瘀。沈老常以柴胡疏肝散加郁金、佛手、延胡索、厚朴治之。胁痛者，加川楝子；痰浊重者，加泽泻、薏苡仁、茯苓，同时重用山楂、麦芽、决明子。

3. **肝肾阴虚，痰瘀阻络**

肾为先天之本，禀赋不足，后天失养，久病耗损和年老体衰，均可导致肾精亏虚，阴不制阳，虚火内燔，蒸熬津液，精从浊化，生痰生瘀，引发高脂血症。症见头晕耳鸣，视物模糊，腰膝酸软，夜寐欠安，舌质暗红，苔薄，脉细弦。治宜滋补肝肾，活血化瘀。若以肝阴虚为主者，沈老常用一贯煎加减；以肾阴虚为主者，常用六味地黄汤化裁，并加枸杞子、淫羊藿、女贞子、生何首乌以养阴柔肝。

4. 气虚血瘀，痰瘀互阻

气为血之帅，气行则血行，气虚则运血无力，滞而为瘀，痰浊瘀血混结而为患。症见气短乏力，胸部闷痛，肢体麻木，大便不爽，舌质紫暗，苔白腻，脉弦滑。治宜益气养血，化痰泄浊。若以胸部闷痛为主者，沈老选用瓜蒌薤白半夏汤加黄芪、茯苓、当归、桃仁、红花、延胡索；若以偏身不用为主者，选用补阳还五汤加全蝎、僵蚕，同时重视调理脾胃，顾护胃气。沈老认为，重视脾胃是为了增加正气而达到祛除邪气的目的。

5. 痰热瘀血，阻滞脉络

痰浊瘀血瘀阻脉络，伏行脉道，积久不去，妨碍气机，血行不畅滞而为瘀，则痰浊瘀血混浊为患。症见胸闷恶心，口苦便干，腹胀纳差，夜寐欠安，舌质紫暗，苔黄腻，脉弦滑。治以清热化痰，活血通脉。沈老常以温胆汤加减治之。大便秘结者，加酒制大黄、莱菔子、枳壳；胸闷胸痛者，加郁金、连翘、陈皮、延胡索。

资料来源：《沈宝藩教授治疗高脂血症的经验》[热孜万·吐尔洪，王静. 新疆中医药，2005，23（2）：41]。

魏品康辨治经验

魏品康教授认为，"从痰论治"应贯穿于高脂血症治疗的始终。可使用"消痰降脂"法，以导痰汤为基本方，配伍健脾益气，或补益肝肾，或宽胸理气等法治疗。魏教授还注重采

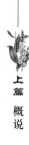

用行气通腑法，以祛除胃肠蓄积，减少病理产物，阻止恶性循环，恢复胃肠功能，促进饮食与药物的有效吸收。

1. 痰湿内阻型

症见体型肥胖，喜食肥甘，便溏，舌苔白腻，脉滑。治以消痰降脂，化湿泄浊。常用导痰汤加减：法半夏、制南星各15g，陈皮30g，茯苓5g，炙甘草6g。

2. 脾虚湿滞型

症见头身困重，精神萎靡，便溏，舌质淡胖，苔白腻，脉濡缓。治以健脾益气，消痰降脂。常用导痰汤合四君子汤加减：法半夏、党参各15g，陈皮10g，白术12g，茯苓、生谷芽、生麦芽各30g，炙甘草6g。

3. 肝肾阴虚型

症见头昏头晕，精神不振，腰膝酸软，尿频，尿后余沥，舌红，苔少，脉细数。治以滋补肝肾，消痰降脂。常用导痰汤合一贯煎加减：茯苓、炒莱菔子各30g，法半夏、当归各9g，陈皮、北沙参、枸杞子、麦冬、生地黄各15g，白芍18g，白术12g，炙甘草6g，大枣5枚。

4. 痰瘀互结型

症见胸闷，疼痛，舌体胖大，质暗，舌苔白腻，脉沉弦。治以宽胸理气，消痰降脂。常用导痰汤合枳实薤白桂枝汤加减：瓜蒌、炒谷芽、炒麦芽、茯苓各30g，桂枝、生白术各15g，厚朴、炙甘草各9g，法半夏、陈皮各15g。

资料来源：《魏品康治疗高脂血症的经验》[何水勇，魏晓．湖北中医杂志，2004，26（10）：19]。

张道亮辨治经验

1. **肝肾阴虚型**

治宜滋补肝肾，活血化瘀，方用一贯煎加减。大便秘结者加瓜蒌仁；有虚热或汗多者，加地骨皮；痰多者加浙贝母；舌红而干，阴亏过甚者加石斛；胁胀痛，按之硬者，加鳖甲；烦热而渴者，加知母、石膏；腹痛者加芍药、甘草；两足痿软者加牛膝、薏苡仁；不寐者，加酸枣仁；口苦干燥者，少加黄连。

2. **肝郁气滞型**

治宜疏肝理气，活血化瘀，方用柴胡疏肝散加减。痛甚者，酌加当归、郁金、乌药等，以增强行气活血之力；肝郁化火者，酌加栀子、川楝子，以清热泻火；痰浊重者，加泽泻、薏苡仁、茯苓，同时重用山楂、麦芽、决明子。

3. **痰瘀阻滞型**

治宜燥湿化痰，平肝息风，方用半夏白术天麻汤加减。湿痰偏盛，舌淡苔白腻者，加泽泻、桂枝，以利湿化饮；肝阳偏亢者，加钩藤、代赭石，以潜阳息风；腹胀者，加厚朴、枳壳；纳差者，加山楂、麦芽、鸡内金。

4. **气血亏虚型**

治宜补气活血，健脾养心，方用归脾汤加减。气虚甚者，加太子参、党参、白术、五味子、山药；血虚不寐者加酸枣仁、茯神、远志，再辅木香行气，使之补而不滞；痛甚者，加

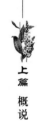

延胡索、蒲黄；湿盛者，加陈皮、半夏、薏苡仁。

资料来源：《张道亮治疗高脂血症经验》［张晓琴．湖北中医杂志，2006，28（12）：28］。

张继东辨治经验

张继东认为，高脂血症的本质属虚，因虚致实，故扶正祛邪应贯穿始终。证候不多时，以益肾固本为主，佐以活血、化痰、通络；痰瘀明显时，以豁痰、化瘀、通络为主，佐以益肾固本。临证掌握补泻比例非常关键，临床上或采用七补三泻法，或采用七泻三补法，灵活多变。

1. 肾虚型

症见气短乏力，头晕耳鸣，记忆力减退，肢体麻木，腰膝酸软，腹胀纳少，舌质淡紫或暗，舌苔薄白，脉细。治以补肾填精，涤痰通络。选用何首乌丸、杞菊地黄丸化裁。药用何首乌、熟地黄、枸杞子、桑寄生、女贞子、决明子、茯苓、泽泻、石菖蒲、陈皮、丹参、生山楂、郁金等。酌加水红花子、大黄活血祛瘀通络。

2. 痰浊型

症见形体肥胖，身重乏力，头昏头重，胸脘痞闷，纳呆腹胀，舌苔白腻，脉滑。治以益肾健脾，化痰祛瘀。选用枸杞丸、温胆汤化裁。药用黄芪、黄精、枸杞子、茯苓、陈皮、茵陈、瓜蒌、半夏、郁金、石菖蒲、泽泻、决明子、水红花子、槟榔等。酌加丹参、生山楂、大黄活血祛瘀。

3. 痰瘀型

症见头晕肢麻，胸痞闷胀，甚则隐隐作痛，舌质紫暗或有瘀斑，舌苔白腻，脉沉或弦滑。治以活血化瘀，涤痰通络。选用丹参饮、涤痰汤化裁。药用丹参、葛根、三七、大黄、姜黄、水红花子、生山楂、瓜蒌、陈皮、半夏、茯苓、石菖蒲、郁金、泽泻等。酌加枸杞子、女贞子、决明子益肾固本。

资料来源：《张继东治疗高脂血症经验》[孔令钧．中华中医药杂志，2006，21（2）：108]。

廖作淳辨治经验

廖老认为，高脂血症阴虚者多与过度饮酒及喜食辛香、油炸之品有关；阳虚者常和过食肥甘、嗜好动物内脏有关。根据这一特点，治疗时，廖老在辨证的基础上，阴虚者常在处方中加入山楂、女贞子、地骨皮、枸杞子、何首乌等养阴降脂药；阳虚者则常加入杜仲、淫羊藿、半夏等温阳降脂药。根据高脂血症易致动脉粥样硬化，常在处方中加入蒲黄、川芎；伴有高血压者，常在处方中选加草决明、夏枯草、虎杖、茵陈、菊花、钩藤等。

廖老认为，高脂血症多表现为本虚标实，而与肝肾两脏最为密切。其标为痰、为湿、为阳亢，其本为肝肾两虚。肾的气化主宰津液的代谢，故肾虚易生痰湿。"肝肾同源"，若"水不涵木"，易致肝阳上亢。所以廖老在治疗高脂血症时，着重调补肝肾，配以祛痰、化湿、平肝等疗法。

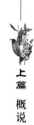

资料来源：《廖作淳治疗高脂血症经验》[邓汉成．江西中医药，1994，25（5）：25]。

林兰辨治经验

林兰教授认为高脂血症是以脾肾气虚为本，痰瘀、湿浊、水湿为标之疾，重视健脾益肾，灵活掌握"急则治标"、"缓则治本"、"标本兼顾"的辨证论治原则。

1. 痰火搏结蒙蔽清窍型

形体肥硕，痰热素盛，复感外邪，骤然仆倒，不省人事，牙关紧闭，声高气粗，痰声辘辘，面红耳赤，两手紧握，抽搐，大便秘结，舌红苔黄腻，脉弦滑。治宜涤痰开窍，清热化浊，方选涤痰汤合三化汤化裁：半夏10g，胆南星6g，党参15g，茯苓12g，大黄、厚朴、枳实各10g，陈皮、甘草各6g，竹茹10g，大枣7枚，石菖蒲10g。

2. 寒痰痹阻浊阴蔽窍型

猝然昏聩，不省人事，牙关紧闭，口眼歪斜，舌强难言，口流清涎，四肢不温，拘急挛缩，面白舌暗，半身不遂，舌淡苔白滑，脉濡细。治宜温通开窍，解郁化痰，方选苏合香丸加减：苏合香1g，沉香2g，丁香、檀香各4g，安息香1g，香附10g，木香6g，麝香1g，水牛角、荜茇各6g，冰片2g，白术10g。

3. 脾虚湿困风痰上扰型

眩晕，头晕如裹，胸脘满闷，纳呆口苦，气短乏力，恶心呕吐，舌苔白腻，脉濡滑。治宜化痰和中，平肝降逆，方选半夏白术天麻汤加减：半夏、白术、天麻各10g，陈皮6g，茯苓15g，甘草6g。

4. **心脾阳虚痰浊阻络型**

头晕胸闷，心悸作痛，甚则引及肩背，面色萎黄，气短痰多，纳呆乏力，健忘失眠，大便溏稀，舌淡苔白腻，脉沉细或濡滑。治宜化痰通络，宽胸宣痹，方选枳实薤白桂枝汤合温胆汤加减：瓜蒌12g，薤白、桂枝、半夏、枳实各10g，茯苓12g，竹茹10g，陈皮6g，百合12g，丹参15g。

林兰教授认为，临床上可依据辨证论治原则，适当选择降脂药物：①降血清TC为主：何首乌、甘草、枸杞子、杜仲、银杏叶、没药、葛根、桑寄生等。②降血清TG为主：金银花、大黄、冬青子、大麦根须等。③同时降血清TC和TG：决明子、蒲黄、灵芝、香菇、冬虫夏草、人参、女贞子、蜂乳、蜂胶、茵陈、虎杖、丹参、柴胡、茶树根、芫蔚子、褐藻、昆布、绞股蓝、山楂、泽泻、三七、姜黄、淫羊藿、黄精、绿豆、荷叶、梧桐、月见草、天花粉等。

林教授同时强调，在应用中药治疗糖尿病高脂血症的同时，必须注意配合西药降脂，并进行相关的理化检查，对症处理。

资料来源：著名中医学家林兰教授学术经验之《脾胃肾虚生痰湿祛痰利湿重健脾——治疗糖尿病高脂血症的经验》[倪青．辽宁中医杂志，2001，28（4）：195]。

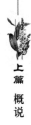

张宽智辨治经验

1. 心生痰与高脂血症

心主血、汗液。心功能正常,则心气充足,血脉通畅,内外得养,心体得荣,心神乃安,精力充沛。若心阳不振,痰浊内阻,心气必虚,而致气血运行迟缓,不能推动血液、津液运行,则凝聚为脂痰。脂痰留于血脉,久则成瘀,痰瘀互阻,诸疾而发。临床表现:胸闷如窒而痛,痛引肩背,气短喘促,肢体沉重,形体肥胖,心悸易烦,白黏痰且多,舌质淡体胖,苔白厚腻,脉细滑略数。治宜温阳开胸,化痰降脂,瓜蒌薤白半夏汤加味:瓜蒌、薤白、清半夏、枳实、陈皮、白豆蔻、藿香、生山楂、丹参、生姜,水煎服。

2. 肺生痰与高脂血症

肺主气,朝百脉,主治节,管理调节人体血液、津液运行。通过肺的作用,血及津液布散输送全身,使脏腑器官得以维持正常的生理功能。若肺气失常,治节无权,血、津液运行、布散失职,停滞为脂痰。临床表现:胸痛满闷,心悸烦躁,体乏无力,伴有恶心,痰白而稠,苔厚腻,脉弦滑或数。治宜化浊益气,苓桂术甘汤加味:陈皮、瓜蒌、葶苈子、丹参、赤芍、莱菔子、苏叶、黄芪,水煎服。

3. 脾生痰与高脂血症

脾主运化,输布水谷精微,为气血化生之源,五脏六腑、四肢百骸赖气血充养,故前人有"后天之本"之说。脾气健旺，升清功能适度，则消化吸收功能旺盛，血液运行有节，津液水湿代谢正常。反之脾失转输，血液运行迟缓，水湿津液敷布失常，诸疾而生。临床表现：脘闷纳呆，口黏，胸闷烦躁，体乏无力，气短身困，舌苔白腻，脉濡细或滑。治宜健脾温阳，化痰消脂，茵陈术附汤加减：茵陈、白术、干姜、肉桂、瓜蒌、清半夏、茯苓、藿香、白豆蔻仁、莱菔子、薏苡仁、生山楂，水煎服。

4. **肝生痰与高脂血症**

肝主疏泄、藏血。肝功能正常，精神舒畅，血液充沛，五脏六腑健旺，四肢百骸安和体健。若情志不遂，肝气郁结，气郁化火，可煎熬血、津液而为浊脂。临床表现：头晕少寐，胸闷胀痛，心慌气短，倦怠无力，舌苔薄黄略腻，脉弦或数。治宜疏肝理气，化痰消脂，四七汤加味：苏叶、法半夏、厚朴、茯苓、柴胡、瓜蒌、香附、生山楂、泽泻、炒栀子，水煎服。

5. **肾生痰与高脂血症**

肾主水以维持体内津液的平衡。因津在脉中，是血液的组成部分，汗又为津液所化，所以汗多不仅伤津，也要伤血，故有"血汗同源"的说法。若肾阳不足，开阖不利，水湿、津液难以化气，水津、血液运行迟缓，上泛为脂痰。临床表现：腰酸身重，胸部满闷，时有疼痛，心悸气促，头晕乏力，舌质淡，苔白腻，脉沉滑。治宜补肾壮阳，化痰消脂，济生肾气丸加减：山茱萸、山药、茯苓、丹皮、泽泻、制附子、肉桂、车前子、生山楂、瓜蒌、荷叶、莱菔子。

资料来源：《从五脏痰疾辨治高脂血症》［张宽智．陕西中医研究，2000，21（9）：428］。

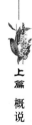

符为民辨治经验

符教授认为，高脂血症多因脾虚痰湿、瘀血所致。饮食不节、过逸少劳为外因；肾精亏虚，肾阳衰弱为内因；脾失健运，清浊不分为基本病机；湿浊、痰凝、瘀血为主要病理产物。临床上常见以下5个证型：

痰浊阻遏证：症见形体肥胖，头昏，头重如裹，肢麻沉重，舌质红，苔黄腻，脉弦滑。治宜健脾化痰降脂。药用法半夏、茯苓、陈皮、山楂、竹茹、薏苡仁等。

气滞络瘀证：症见胸闷气短，胸胁胀痛，肢麻，舌质紫暗，有瘀点或瘀斑，脉沉涩。治宜理气活血降脂。药用水蛭、丹参、川芎、白芍、赤芍、蒲黄、枳壳等。

脾肾阳虚证：症见形寒肢冷，面色淡白，神疲乏力，腰膝酸软，舌质淡，苔白腻，脉沉细。治宜健脾补肾降脂。药用何首乌、女贞子、菟丝子、淫羊藿、杜仲、白术等。

阴虚阳亢证：症见头痛，头胀，头晕面赤，烦躁易怒，舌质红，苔黄，脉弦。治宜滋阴潜阳降脂。药用天麻、石决明、牡蛎、生地黄、枸杞子、黄精、杜仲、桑寄生、牛膝等。

肝肾阴虚证：症见头晕耳鸣，手足心热，腰膝酸软，舌质红，少苔，脉细数。治宜滋肾养肝降脂。药用枸杞子、山药、麦冬、生地黄、沙参、黄精、山茱萸、龟甲等。

符教授在临床实践中体会到，单纯表现为某一证型的极少见，多见脾肾亏虚为本、痰瘀互结为标的本虚标实证，或虚实夹杂证。治疗上，痰瘀必须同治。单祛痰则瘀难除，仅逐瘀则痰难化，只有两者兼顾，祛痰以助活血，逐瘀以利化痰，才能切中病机。气能行津行血，津血正常输布，则痰瘀难成；痰瘀既成，则又易阻遏气机，形成恶性循环，故痰瘀同治之时，还当辅以理气。

资料来源：《符为民教授治疗高脂血症撷拾》[王国华.实用中医内科杂志，2007，21（10）：22]。

郭维琴辨治经验

郭维琴教授认为，高脂血症多由于膏粱厚味，食积内热，痰浊内生；或脾虚，脾失健运，痰湿内生，或由于长期情志不舒，伤及脾胃，致使脾失健运，痰湿浸淫脉道，或劳心、思虑过度，心脾受伤，瘀血内生，脾气虚，水谷不化精微，痰湿内生，或年老肾精始亏，精血不足，血行稽迟而为瘀，肾虚可影响脾的运化，生痰生湿，最终导致痰瘀互阻。

临床可选用：①益气健脾药：如党参、茯苓、白术、黄芪、薏苡仁、木香、砂仁等。②祛痰化浊药：如半夏、陈皮、瓜蒌、决明子、茯苓、萆薢、泽泻、虎杖等。③清热化浊药：如陈皮、荷叶、黄芩、黄连、藿香、佩兰等。④行气化浊药：如郁金、川芎、陈皮、厚朴、枳壳、大腹皮等。⑤活血化瘀药：如川芎、赤芍、桃仁、红花、三七、茺蔚子、蒲黄等。⑥补肾药：如女贞子、菟丝子、何首乌、生地黄、熟地黄、杜仲、桑寄生、川续断、枸杞子等。

在临床实践中，郭教授发现高脂血症患者多有肥胖，心悸，乏力，自汗，舌体胖大，边有齿痕等表现，故总结出基本病机为脾虚、痰瘀互阻，虽病情复杂，但病位在血脉。脾为水谷精微运化之枢纽，脾虚运化水谷、水湿不利，痰浊内生；脾虚气血生化乏源，气虚于内，痰阻脉道，血行瘀阻，痰浊（湿）、瘀血共阻于脉，发为本病，故本病病性为本虚标实，本虚本于脾，标实为痰湿血瘀。针对病机，从健脾消痰化瘀入手，组成降脂通脉方。本方用红参为君药，味甘性温，入脾、肺经，有补中益气之功，治其本，脾气健运，而能运化水湿，使痰湿易消；此外脾旺则心气亦旺，推动血液运行有力，瘀血易去。山楂助脾行气运化，消食磨积，散瘀化痰，助红参健脾化痰利湿，为臣药。全方配伍应用，既治其本，补其虚，从而使五脏功能健全，发挥其正常功能；同时，祛痰湿，化瘀血，防患于未然，故临床应用效果理想。

资料来源：《郭维琴临证精华》[郭维琴.人民军医出版社，2006]。

林带辨治经验

林带教授认为，高脂血症发病在中年以后，与人之正气虚衰，加之过食肥甘厚味，醇酒膏粱，以及情志过极等关系密切。通常责之于脾肾虚弱，肝郁所致实热郁结，痰湿内生，血瘀浊阻。治以补肾，健脾，疏肝，祛湿除痰，清热泻火等法。但究之高脂血症的病理基础为血中痰湿、瘀浊、火热之邪太过。而心主身之血脉，又主神明。心主血脉，不但具有推动血液运行，保持脉道通利的功能，更重要的是心还具有化生血液的作用。血的生成源于饮食经胃的腐熟，脾的运化，转为水谷精微，上输于肺。但最后尚须心阳的化赤作用才能最终形成血液。心阳化赤生血功能正常与否，是保持血中成分正常与否的关键所在。心之阳气不足，使中焦之汁化赤不及或心之阳气过亢而成心火，煎灼津液，均可使痰湿、瘀浊、火热之邪得以留滞血脉之中。综上所述，心之阴阳气血平衡失调，在血中痰湿、瘀浊、火热之邪产生方面起着决定性的作用，从而导致高脂血症的发生。如果单纯采用补肾、健脾或疏肝为主的治法，收效比较缓慢，常常会出现"远水不济近火"的情况。所以，在辨证论治时，从心论治一要注意辨气血阴阳的虚实，二要注意兼调相关他脏。因为人到中年，脾肾等都由健旺走向衰退。精神刺激也往往导致其他脏腑功能失调，各脏功能改变与心之功能改变互为因果、互相影响，只有做到上述两点，才能收到良好的治疗效果，较快地降低血脂。

资料来源：《高脂血症从心论治验案举隅》［林带．湖南中医药导报，1996，2（6）：49］。

杨坚毅辨治经验

杨坚毅认为，高脂血症的发病与肝脾肾功能失调密切相关，痰湿、痰热、痰瘀内生，气滞瘀积阻塞脉道，清阳不升，浊阴不降，是发生本病的关键病理基础。根据老年高脂血症临床表现多样性的证候特征,从调理肝脾肾三脏功能入手,在辨证施治的基础上,常选用现代药理研究证实具有降脂作用的药物:大黄、何首乌、山楂、决明子、泽泻、黄精、丹参、蒲黄、茵陈等加入方中。并根据"久病入络"、"久病必瘀"、"痰瘀互结"之理论,重用虫类药物活血逐瘀、涤痰通络,共奏痰瘀同治之功,临床上取得较满意的效果。

1. 肝阳上亢,痰瘀阻络,从肝论治

七情五志过极,肝气郁结,疏泄失职,气郁日久,气滞血瘀,阻塞脉络;气郁化火,肝阳痰火内生,久病入络,痰滞瘀阻。

(1)肝阳痰火型:症见素体肝阳偏旺,头胀跳痛,急躁易怒,口干口苦,目赤心烦,舌质红,苔黄腻,脉弦滑数。本型以肝火痰热标实为主,常合并高血压病、中风。治宜平肝潜阳,清热化痰。选用天麻钩藤饮、清气化痰丸、镇肝熄风汤化裁。药用天麻、生地黄、钩藤、石决明、珍珠母、栀子、丹皮、黄芩、胆南星、浙贝母、大黄、法半夏、泽泻、代赭石、白芍、竹茹等。酌加虫类药,如水蛭、蜈蚣、僵蚕、全蝎、地龙以化瘀涤痰,平肝息风。

(2)痰滞瘀阻型:症见头昏肢麻,胸痞闷胀,隐隐作痛,心悸气憋,舌质紫暗有瘀斑,苔白腻或黄腻,脉沉缓涩或弦滑。本型系痰瘀互结标实为主,多见于高脂血症中期、晚期,经过一般性药物治疗难以取效者,常合并高血压病、高黏血症、糖尿病等,属顽疾病症。治宜活血化瘀,涤痰通络,痰瘀同治。选用大黄䗪虫丸、涤痰汤化裁。药用大黄、土鳖虫、䗪虫、水蛭、桃仁、杏仁、生地黄、赤芍、黄芩、土茯苓、胆南星、法半夏、三棱、莪术、石菖蒲等。重用水蛭、土鳖虫、虻虫等虫类药物，峻猛逐瘀，化痰通络。

2. 痰湿内阻，气虚血瘀，从脾论治

饮食不节，饮酒过度，过食肥甘厚味，损伤脾胃，脾虚运化失司，水液聚而为痰为湿，阻塞脉络；脾虚则气虚血少，运行无力，进而血脉瘀滞。

（1）痰湿内阻型：症见平素嗜食肥甘，久坐多卧，形体肥胖，头昏头重，胸脘痞闷，肢体沉重，舌苔白腻，脉濡。本型以痰浊标实为主，多见于高脂血症初期或中期。治宜芳香化湿，健脾祛痰，化瘀降浊。常用七味白术散、平胃散、温胆汤、涤痰汤等化裁。药用党参、苍术、白术、厚朴、陈皮、藿香、茵陈、茯苓、土茯苓、白豆蔻、泽泻、薏苡仁、砂仁、葛根、苏叶、车前子、竹茹、石菖蒲等。可加入虫类药僵蚕、水蛭以化瘀祛痰通络。

（2）气虚血瘀型：症见头昏疲乏，心悸气短，动则汗出，手足麻木，肢体偏瘫，腹胀纳少，舌质淡紫，舌底脉络迂曲，舌苔薄白，脉细涩。本型系本虚标实，以气血亏虚为主，多见于卒中后遗症。治宜益气补血，涤痰通络。选用补阳还五汤化裁。药用红参、党参、黄芪、何首乌、黄精、当归、川芎、地龙、桃仁、红花、赤芍、葛根、丹参、山楂、鸡血藤等。投入虫类药地龙、水蛭、蜈蚣、乌梢蛇以活血涤痰，搜风通络。

3. 肝肾阴虚，脾肾阳虚，从肾论治

年老体虚，肾气衰惫，肾阳虚不能温煦脾土而衍生痰饮，阻塞脉络；肾阴虚则虚火上炎，炼液为痰，痰滞瘀积阻塞脉道。

（1）肝肾阴虚型：症见形体不肥反瘦，头晕耳鸣，口咽干燥，肢体麻木，腰膝酸软，遗精盗汗，记忆力减退，舌红少

苔，脉弦细数。本型系本虚、肝肾精血亏虚为主，多有动脉粥样硬化症等心脑血管疾病。治宜补益肝肾，养阴填精。选用杞菊地黄汤、左归丸化裁。药用熟地黄、山茱萸、枸杞子、何首乌、葛根、决明子、菊花、泽泻、杜仲、菟丝子、桑寄生、白芍、牛膝、丹皮、茯苓、山药、黄精、五味子、玉竹、女贞子、旱莲草、冬虫夏草等。加入龟甲、鳖甲、紫河车等血肉有情之品补肾填精。酌加水蛭、地龙以化瘀通络。

（2）脾肾阳虚型：症见面色㿠白，神疲乏力，形寒肢冷，面肢浮肿，纳呆便溏，夜尿频多，腰膝酸软，舌质淡胖，边有齿痕，脉沉弱。本型系本虚标实，脾肾阳虚，水浊痰瘀互结，多见于继发性高脂血症，常继发于甲状腺功能减退、肾病综合征、慢性肾炎等。治宜温补脾肾，化浊行水。选用附子理中汤、实脾饮、济生肾气丸化裁。药用附子、干姜、党参、白术、茯苓、红参、生姜、大腹皮、淫羊藿、泽泻、薏苡仁、巴戟天、黄芪、益母草、菟丝子、土茯苓、补骨脂、车前子、丹参、山楂等。酌加入虫类药蝉蜕、僵蚕、土鳖虫以活血化瘀，通络行水。

资料来源：《老年高脂血症辨治经验》[杨坚毅．中医杂志，2001，42（9）：529]。

下 篇

百家验方

本篇列举了治疗高脂血症验方，内容主要包括方源、方药组成、功效、验案、按语等部分。特别是按语部分，将验方的组方特点及应用技巧进行深度剖析，为验方的掌握和应用提供帮助。

活血化瘀类方

活瘀降脂饮

【方源】

《高脂血症辨证治疗经验浅谈》[乔振纲,吴燕燕,乔艳华. 光明中医,1996,5(9)]。

【组成】

丹参9g,丹皮9g,赤芍9g,川芎9g,三七(研末冲服)3g,水蛭(研末冲服)5g,猪苓30g,泽泻30g,生山楂13g。

【功效】

疏通脉道,活瘀降脂。

【验案】

陈某,男,53岁,干部,1985年10月4日初诊。

3年来经常头痛、头晕,量血压正常,血脂检查各项指标均显著增高,屡用菊花降脂饮、强力天麻片等疗效欠佳。近因工作繁忙,头痛加重。现症见:满头跳痛,每紧张或用脑过度则加剧,甚则头痛如刺,形体偏胖。舌暗红,边尖发紫,口干,脉沉弦涩。心电图示:心肌缺血。脑血流图示:脑动脉硬化Ⅲ度。

辨证:痰蕴血瘀,痹阻清宫。

治则:化痰活瘀,升清荣脑。

处方:丹参9g,葛根30g,丹皮9g,赤芍9g,川芎9g,三七(研末冲服)5g,蒸何首乌15g,天麻15g,泽泻30g,生山楂13g,水蛭(研末冲服)5g,钩藤(后下)30g,夏枯草10g。水煎服,每日1剂。

加减续服30余剂,头痛、头晕渐愈。又服30余剂,血脂复查各项指标均接近正常(TC 6.9mmol/L, TG 2.1mmol/L)。

【按语】

高脂血症及血液的高凝状态与中医所说的"痰浊"密切相关。痰浊乃有形阴质,随血流窜,无处不到。其黏滞之性,既可滞着于脉管壁(形成粥样硬化斑块),阻塞管腔,又可使血液稠着凝滞,进而形成瘀血。瘀血痹阻胸阳,心气不宣可致胸闷、气短、心悸怔忡、心前区疼痛;瘀血痹阻清宫,清阳不能升发荣脑,可致头痛、头晕。瘀血必兼气滞,气郁日久,气化不利,加之气郁化热,热邪内煎,炼津为痰,痰瘀相兼,互为因果,形成恶性循环。因此,欲化其痰,必重活瘀,欲活其瘀,必先化痰,这正是活瘀降脂饮的配伍意义所在。

通脉降脂汤

【方源】

《王多让治疗高脂血症的经验》［庞春枫．新疆中医药，2003，21（3）：41］。

【组成】

葛根、草决明、山楂、何首乌各30g，红花15g，泽泻、姜黄、淫羊藿各20g。每日1剂，水煎3次，将药液混合后，分早、中、晚温服。30天为1个疗程，复查血脂，连用2个疗程。

偏肝肾阴虚者，加知母、黄精各15g，枸杞子20g；偏痰湿内生者，加藿香、茯苓、半夏各15g，陈皮12g；偏气滞者，加枳实、香附、木香、厚朴各15g；偏血瘀者，加丹参30g，当归、桃仁、赤芍各15g；偏脾虚湿胜者，加苍术、茯苓、莲子肉各15g，薏苡仁20g；偏脾肾阳虚者，加黄芪30g，白术15g，巴戟天20g，制附片6g；偏气阴两虚者，加黄芪30g，麦冬、五味子、生地黄各15g。

【功效】

活血化瘀，健脾补肾。

【疗效评定】

临床资料：28例患者中，男23例，女5例；年龄36～65岁；伴有高血压病7例，脂肪肝9例。

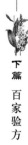

疗效标准：①显效：临床症状消失，血脂检测 TC 下降 >20%，或 TG 下降 >40%，或 HDL-C 上升 >0.26mmol/L。②有效：血脂检测 TG 下降 10%~20%，或 TG 下降 20%~40%，或 HDL-C 上升 0.11~0.26mmol/L。③无效：治疗后症状、体征、血脂检测均无改善。

治疗结果：本组 28 例中，显效 19 例，有效 6 例，无效 3 例。总有效率为 93%。

【验案】

张某，男，62 岁，2001 年 5 月初诊。

患高脂血症已 3 月余，近日症状加重。头晕，目眩，嗜睡，体倦乏力。舌质暗红，有小瘀点，苔黄白厚，脉弦。肝功能正常。血脂：TG 6.99mmol/L，TG 2.86mmol/L。

处方：通脉降脂汤加减。葛根、草决明、何首乌、黄芪各 30g，红花、白术、天麻各 15g，泽泻、姜黄、山楂、淫羊藿各 20g。每日 1 剂，水煎 3 次，将药液混合后，分早、中、晚温服。

连服 8 剂后，诸症大减；继服 22 剂后，症状消失；再用 1 个疗程，复查血脂正常。

【按语】

王老认为，本病的发生由于患者素体肝肾虚损，再加之胃失和降，脾失健运，肝失疏泄条达之职，使脂质代谢紊乱而致。王老在自拟通脉降脂汤的基础上，辨证加减运用，取得了较为满意的疗效。在运用时重用何首乌、黄精、枸杞子、淫羊藿、巴戟天滋肝补肾；重用白术、黄芪健脾益气；合用红花、山楂、丹参、当归、桃仁、赤芍活血化瘀，促血运行；配用姜黄、枳实、香附、木香、厚朴疏肝行气，使气机调畅；用苍术、茯苓、泽泻、薏苡仁、藿香等健脾燥湿，化痰浊。诸药合用，祛邪扶正，祛瘀化浊而不伤正，滋肝补肾健脾而不留邪。

化瘀泄浊汤

【方源】

《王晖教授治疗高脂血症经验》[马伟明，陈笑腾．浙江中医学院学报，2004，28（5）：48]。

【组成】

桃仁12g，红花6g，生地黄12g，当归12g，川芎10g，白芍12g，丹参15g，泽泻12g，土鳖虫7g。

【功效】

化瘀泄浊，健脾补肾。

【验案】

患者，男，39岁，干部，2003年9月12日初诊。

患者形体肥胖，喜食肥甘。现症见：倦怠乏力，动则气急，伴脘痞胸闷，嗜睡泛恶，头目眩晕。苔薄腻，舌质淡胖，边有齿印，脉细滑。查血脂：TC 10.12mmol/L，TG 6.23mmol/L，HDL－C 4.05mmol/L。

辨证：脾肾气虚，痰浊瘀阻。

治则：化瘀泄浊。

处方：桃仁12g，红花6g，生地黄12g，当归12g，川芎

10g，白芍12g，丹参15g，泽泻12g，土鳖虫7g。

二诊：服上方7剂之后，脘痞胸闷、动则气急减轻，头目眩晕依然，苔薄白腻，质淡，脉滑。乃痰湿凝滞，脾虚湿困，清浊升降失司。嘱患者尽量节制肥甘腥腻及动湿生痰之品。继以原方再进。

三诊：上方连服10剂后，诸症均明显减轻。检测血脂结果示：TC 4.56mmol/L，TG 2.81mmol/L，HDL-C 1.62 mmol/L。舌淡苔润，脉细。证属痰湿渐化，清浊渐分，脾肾功能逐渐恢复。治拟健脾和胃，调理善后。处方：半夏10g，陈皮12g，太子参15g，茯苓10g，白术12g，甘草6g，当归10g，白芍12g，生山楂15g，生麦芽15g，白扁豆15g，鸡内金6g。

【按语】

王老注重辨证论治，喜从化瘀泄浊、养肝健脾、健脾和胃三个阶段治疗高脂血症。痰浊瘀阻于心脉，久则易成胸痹，阻于脑络，易成中风，唯以化瘀泄浊为要。临床所见高脂血症患者虽诸症复杂，但只要紧扣高脂血症基本病机，投以化瘀泄浊汤治疗，则立竿见影，屡试不爽。化瘀泄浊汤由桃红四物汤加丹参、泽泻、土鳖虫组成。膏脂湿浊留滞于脉络，此邪未去，新血难生。方中桃仁破瘀力强，红花行血力胜，二药伍用，相互促进，活血通络，祛瘀生新。生地黄入肾，壮水补阴；白芍入肝，敛阴益血，二味为补血之正药。当归性柔而润，活血补血，祛瘀调经；川芎辛温香窜，行气活血，二药配伍，互制其短而展其长，气血兼顾，养血活血，行气祛瘀。泽泻甘淡，渗湿泄浊；丹参苦寒，活血祛瘀；土鳖虫搜剔通络，活血散瘀。全方共奏化瘀泄浊，祛瘀生新之功。

血府逐瘀汤

【方源】

《医林改错》。

【组成】

当归三钱（9g），生地黄三钱（9g），桃仁四钱（12g），红花三钱（9g），枳壳二钱（6g），赤芍二钱（6g），柴胡一钱（3g），甘草二钱（6g），桔梗一钱半（4.5g），川芎一钱半（4.5g），牛膝三钱（9g）。

【功效】

行气，活血，祛瘀，降脂。

【验案】

案1

余某，男，62岁，2001年10月25日就诊。

患者2年前体检发现血脂高，曾服西药治疗，因不良反应大，停药后反复。现症见：左侧偏头痛，胸闷，形体偏胖。舌质紫暗，脉弦滑。血脂：TG 2.8mmol/L，TC 8.1mmol/L，HDL－C 0.9mmol/L。B超示：轻度至中度脂肪肝。

辨证：血瘀阻脉，痰湿内阻。

治则：化瘀活血，涤痰清热。

处方：血府逐瘀汤加减。桃仁12g，红花10g，当归10g，川芎15g，赤芍12g，白芍12g，牛膝15g，枳壳15g，柴胡10g，生地黄12g，甘草6g。

服用30剂后，头痛、胸闷基本消失。复查血脂：TG 1.9mmol/L，TC 7.15mmol/L，HDL-C 1.05mmol/L。患者体重减轻4kg。嘱其以后注意控制饮食，加强锻炼，每月间断服用上述血府逐瘀汤剂。1年余多次复查血脂，均基本正常。

资料来源：《血府逐瘀汤治疗老年病举隅》［李琼锋．云南中医学院学报，2003，26（1）：44］。

案2

张某，男，47岁，干部，1995年2月8日就诊。

患者5年前春季突患眩晕并头痛如锥，先后去多家医院检查，血脂各项均高于正常，做头颅CT诊断未见异常，经中西医治疗病情缓解，但血脂仍居高不降。2周前因年终工作繁忙，冷热不调，在一次开会讲话时头痛剧烈发作，伴眩晕如坐舟车，难以忍受，急送当地医院抢救缓解，但左侧肢体麻木，肢软无力，伴胸闷眩晕，求中医诊治。现形体丰腴，喜食肥甘。唇紫舌暗，苔厚腻，脉左弦滑，右沉弦细涩。血脂：TC 11.2 mmol/L，TG 5.8mmol/L。头颅CT未见异常改变。脑电图示脑动脉硬化（重度）。

辨证：痰湿凝滞脉络，血瘀痹阻。

治则：理气活血逐瘀，化脂开窍达络。

处方：桃仁、红花、枳壳、川芎、石菖蒲、天竺黄各15g，山楂、丹参、虎杖、生薏苡仁各20g，全瓜蒌、川朴、王不留行各10g。

10剂药毕，诸症减半，腻苔始化。守法增损，连服40剂。查血脂：TC、TG分别为6.1 mmol/L和2.1 mmol/L。唇舌红润，脉趋平和。为巩固疗效，给丹参15g，桃仁、虎杖、山楂各12g，煎汤代茶饮。嘱食以清淡，勿过劳，适当参加体育活动。半年后查血脂均在正常范围，体重下降约5kg。

资料来源：《血府逐瘀汤验案3则》［孔凡涵，李兆冰.江西中医学院学报，2002，14（1）：12］。

【按语】

血府逐瘀汤出自《医林改错》，为王清任用于治疗"胸中血府血瘀"诸症之名方。对由于肝郁气滞、气滞血瘀所致头痛、胸痛、憋闷、急躁、肝气病及用归脾汤治疗无效的心跳心慌、胸不任物或胸任重物、夜睡多梦、失眠不安、发热、饮水即呛、干呕、呃逆、食从胸后下等症，具有良好功效。

高脂血症痰瘀阻滞脉络，造成气机不畅，血液不能正常运行，日久演变为动脉硬化，导致冠心病和脑血管疾病发生。故运用血府逐瘀汤加减以活血化瘀，理气化痰，促进气血畅通。方中桃仁、红花、川芎、赤芍具有祛瘀生新，抗凝通脉的作用；桔梗、柴胡、牛膝、枳壳具有理气化痰，散结通络的作用。诸药合用，痰瘀并治，共奏活血降脂的功效。

消痰化瘀汤

【方源】

《辨病与辨证相结合治疗高脂血症》［丁汀.天津药学，2003，15（1）：34］。

【组成】

石菖蒲15g，郁金15g，泽泻15g，茯苓15g，五灵脂10g，蒲黄10g，土鳖虫10g，水蛭10g，丹皮10g，黄芩10g，丹参30g，川芎10g，焦三仙30g，三七粉（冲）3g。

痰热湿阻型治宜降脂汤加茵陈30g，黄连6g，胆南星15g。肝郁气滞型治宜降脂汤加柴胡12g，木香10g，枳壳15g，厚朴15g；如肝郁化火加龙胆草15g，栀子10g。气血亏虚型宜降脂汤加黄芪60~120g，党参15g，当归20g，阿胶（烊化）10g，黄精15g。肝肾不足型宜降脂汤加桑寄生30g，何首乌30g，玄参15g。若见恶寒、肢冷、口淡、肢体水肿、脉沉弱，宜降脂汤加肉桂10~20g，淫羊藿15g。

【功效】

清热祛痰，除湿活血。

【疗效评定】

临床资料：观察治疗68例高脂血症患者，均经门诊血脂全项检测确诊为高脂血症。其中男性48例，女性20例，年龄42~65岁，平均48岁，病程2~10年。空腹血清TC＞6mmol/L，血清TG＞2.1 mmol/L。68例患者中单纯血清TC增高18例，单纯血清TG增高30例，二者均增高20例。伴高血压病者11例，伴冠心病者17例，伴脑梗死者12例。68例患者中正在服用其他降脂药者有36例，曾用过降脂药者16例，余均未用过药。

治疗方法：上方每日1剂，两煎，两煎药液混合分早晚两次温服，每次约200ml。以1个月为1个疗程。

疗效标准：①显效：血脂检测达到以下任何一项，TC下降>20%，TG下降>40%。②有效：血脂检测达到以下任何一项，TC下降>10%但<20%；TG下降>20%但<40%。③无效：血脂检测无明显疗效。

治疗结果：68例高脂血症患者中，血清TC单纯增高者，显效11例，有效5例，无效2例，有效率为88.9%。血清TG单纯增高者显效16例，有效12例，无效2例，有效率为93.3%；两者均增高者，显效10例，有效9例，无效1例，有效率为95%。总有效率为92.64%，血清TC平均下降22.1%，血清TG平均下降38.29%。

【按语】

痰湿热瘀始终贯穿于高脂血症的整个阶段，故选用清热、祛痰、除湿、活血化瘀药物组成方剂，意在清除血中瘀滞，调畅气血，使脏腑功能得以恢复，此即所谓的辨病治疗。降脂汤中石菖蒲芳香化浊，祛痰开窍；郁金散瘀行滞，凉血清心，破瘀血，生新血；茯苓健脾补中，渗利水湿；泽泻清热利湿；五灵脂、蒲黄通利血脉，散瘀血；水蛭、土鳖虫破血通瘀，推陈出新，消瘀通络；丹皮、黄芩清血中郁热和中焦实火；丹参养血活血；川芎、三七活血行气，使血脉流畅；焦三仙消食导滞，清胃肠积滞。具体可分为痰热湿阻型、肝郁气滞型、气血亏虚型和肝肾不足型。痰热湿阻型患者多形体肥胖或素喜食肥甘厚味，湿热较重，故在原方基础上加茵陈、黄连、胆南星以加强清热、祛痰和除湿的力量。肝郁气滞型患者多心胸狭窄，情志不舒，气机失于条达，故加柴胡、木香、枳壳、厚朴以疏肝解郁，行气导滞。若肝郁

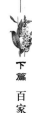

化火加龙胆草、栀子以清肝泻火。气血亏虚型患者多素体虚弱或思虑过度伤及心脾,或劳倦太过或久病体虚,以致气血亏虚,血运无力,脉道不充,故在原方基础上加大量黄芪及党参,以益气行血,又防止破血逐瘀药攻伐太过。加当归、阿胶以增加血容量,稀释血液,改善血液黏稠度,使血液趋于正常流动。肝肾不足型患者或因年老体衰或劳累太过、房事不节等伤及肝肾,肝肾精血不足者加桑寄生、何首乌、玄参以滋补肝肾。肾阳不足者加肉桂、淫羊藿补肾壮阳。以上各型常互为因果,相互影响,故在治疗上应抓住重点,谨守病机,随证加减,有的放矢,不可拘泥于一法一方。

补阳还五汤加减方

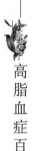

【方源】

《补阳还五汤加减治疗高脂血症35例疗效观察》[吴水盛,张丽霞.怀化医专学报,2006,5(1):51]。

【组成】

生黄芪60g,党参、当归、山楂各20g,川芎、地龙、桃仁、红花、赤芍各10g,荷叶、泽泻、丹参、何首乌各15g。

痰湿或湿热较重者加石菖蒲、郁金、大黄;肝肾阴虚者加山茱萸、草决明、枸杞子;肝肾上亢者加龟甲、鳖甲;胸闷胸痛明显者加全瓜蒌、薤白、延胡索。

【功效】

益气活血，化痰祛瘀。

【疗效评定】

临床资料：病例均来源于怀化医专附属医院住院及专科门诊患者，随机抽签分为治疗组及对照组。治疗组35例，其中男21例，女14例，年龄37～59岁，平均47.5±6.63岁。病程3.6～8年，平均4.82±3.5年。其中血清TG高7例，血清TC高10例，混合型者18例。合并脑动脉硬化4例，高血压9例。对照组30例，其中男20例，女10例，年龄39～60岁，平均48.3±5.4岁，病程3.8～8.2年，平均4.94±3.59年。其中血清TG高6例，血清TC高9例，混合型15例。合并脑动脉硬化4例，高血压8例。

治疗方法：治疗组予以补阳还五汤加减治疗，每日1剂，煎服2次。同时配用水蛭、田三七按1∶2比例，粉碎成细末混匀，过120目筛后装入胶囊，每粒含生药0.5g，药液送服每次6粒，每日2次，连续服60天。对照组给予洛伐他汀40mg，每日1次晚餐后服。常规对症治疗。

疗效标准：参照《中药新药临床研究指导原则》相关标准：①显效：血脂检测TC下降≥20%，或TG下降≥40%，或HDL-C上升≥0.26mmol/L。②有效：血脂检测TC下降10%～20%，或TG下降20%～40%，或HDL-C上升≥0.104mmol/L。③无效：血脂检测未达到有效标准。

治疗结果：治疗组显效15例，有效18例，无效2例，总有效率为94.29%。对照组显效8例，有效16例，无效6例，总有效率80%。

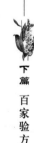

【按语】

补阳还五汤源于清代王清任《医林改错》，主治中风及卒中后遗症，半身不遂属气虚血滞者，有补通兼施之功。高脂血症基本病机特点是本虚标实，肾虚、脾虚是本虚的主要表现，痰滞、湿浊、血瘀、气郁是标实的主要表现。由于痰湿夹瘀，气郁化火，瘀热互结，使病情迁延，日久不愈。虚象逐渐凸显，痰瘀日渐加重，病情由以实为主过渡到以正气亏耗的虚为主，非补气化瘀、理气导滞、痰瘀同治而难以收效。治宜益气化痰降浊，活血导滞祛瘀。方中黄芪、当归、地龙、红花、荷叶能益气养血、活血祛瘀、升清利湿消痰，具有改善血液循环，降低血液黏稠度，抗血小板聚集，抗自由基等作用，可缓解或减轻患者脂代谢紊乱状态，有助于改善高脂血症。同时黄芪所含皂甙有减少内源性 TC 生成作用。泽泻含三萜类化合物，通过抑制胆固醇乙酰 COA 的生成而减少 TC 合成。何首乌有软化血管，增强血管弹性，减少 TC 在肠内吸收，改善心脑循环的作用。山楂所含总黄酮能降低 TC 及 TG。荷叶可降低血脂，减少脂类物质在血管壁的沉积。川芎、丹参等活血化瘀药能降低 TC，抑制血小板凝聚，降低血小板表面活性，抗血栓形成，改善血液黏稠度和高凝状态，并可降低血管阻力，增加心、脑、肝、肾等重要脏器的血流量，调节免疫力，减少脂类物质吸收，改善血液浓、黏、聚、凝状态。

补肾通络方

【方源】

《补肾通络方调整血脂50例临床观察》[李玉兰,贾长海,潘娟.四川中医,2002,20(4):30]。

【组成】

制何首乌、广地龙各20g,土鳖虫、当归、赤芍、柴胡、枳壳各12g,白芥子、生地黄各15g,川芎10g。

【功效】

活血通络,补肾填精,涤痰调气。

【疗效评定】

临床资料:病例50例,为门诊和住院患者,均有高脂血症病史,病程6个月~10年。其中男28例,女22例。年龄35~80岁,平均为56.5±9.6岁。其中合并高血压病12例,脑血栓5例,冠心病11例,脂肪肝6例。

治疗方法:按常规煎服法煎服补肾通络方。30天为1疗程,每日1剂。疗程间隔1周,一般1~2个疗程。

治疗结果:补肾通络方能降低血清TC、TG、LDL-C,且能升高血清HDL-C,对血清TC的改善治疗前后有极显著性差异,对血清TG、LDL-C、HDL-C的改善有显著性差异。补肾通络方对高脂血症患者出现头晕、头痛、胸闷、胸痛、心

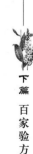

悸耳鸣、腰膝酸软、舌紫暗或瘀斑等症状改善率在65%以上。

【按语】

补肾通络方以何首乌、土鳖虫为君药,何首乌补肾填精、养血降脂;土鳖虫咸以散结、破坚通络,共治主病主症。臣以生地黄、当归助何首乌滋肾养血;川芎、赤芍、地龙助土鳖虫活血通络。其中地龙咸寒体滑下行降泄,尤善协同土鳖虫,共呈走窜通络之功。二者均为虫药,主要成分含有动物蛋白,可能对人体有一定补益作用,合何首乌、当归使本方祛邪而不伤正。地龙兼可利水,合白芥子涤痰散结,配活血通络药则痰瘀并治。佐以柴胡、枳壳疏肝行气,俾气行则痰瘀自行。全方诸药相配,共呈补肾填精、活血通络、涤痰调气之功。该方用药标本兼顾,治本为主,寓通于补,补而不滞,活血通络而不伤血,疏调气机而不耗气,适于防治高脂血症肾精不足、痰瘀互结、久病入络之证。

补肾通络方案以汤剂应用于临床,虽然患者均未出现毒副作用和不良反应。但是,虫类通络药多具有攻冲走窜之性,属于峻利之品。叶天士以虫类药物治疗久病入络病症,采取的是"欲其缓化,则用丸药,取丸以缓之"之意,他认为"攻法必用丸以缓之,非比骤攻暴邪之治,当用稳法"。于攻法中求稳、求缓,以丸剂来制约虫类药物的峻利之性。石寿堂《医原》引吴瑭语:"若不知络病宜缓通治法,或妄用急攻,必犯癥瘕为蛊之戒"。通过"缓"这一手段遣用峻利药物可达到顾阳气、安脾胃、护阴血的目的,以致攻邪不伤正,血无凝着,气机畅通。故运用虫类药物,宜随证配伍,制丸用之,通过其缓慢搜剔络中结邪,来治疗痰瘀互结入络之顽症久病。所以不妨将补肾通络方制成丸剂或胶囊剂，运用于防治高脂血症。

单味蒲黄饮

【方源】

《单味蒲黄临床运用举隅》［张敏．江苏中医药，2002，23（2）：42］。

【组成】

生蒲黄，每次10g，布包置入200ml沸水中浸泡10分钟后饮。每日泡服3次。

【功效】

活血祛瘀化痰。

【验案】

患者，女，37岁。1998年7月8日初诊。

患者患高脂血症近2年，曾服用非诺贝特片，用药时有效，停药后血脂即升高。因担心长期服药的不良反应，要求中药治疗。现症见：形体较胖，常感头身困重，纳可，二便常。舌质暗有瘀斑，苔薄白腻，脉略滑。血脂：TC 6.8mmol/L，TG 2.91mmol/L。

处方：生蒲黄，每次10g，布包置入200ml沸水中浸泡10分钟后饮。每日泡服3次。

服药1个月后精神好转，体力增加，体重减轻约1kg，舌

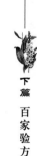

质转红,瘀斑基本消失。复查血脂,TC 已正常(5.41mmol/L),TG 降至 1.67mmol/L。续服 1 个月后再次复查血脂,TC、TG 均正常。且患者较治疗前精力明显增加,体重减少 2kg。嘱再服 1 个月巩固疗效,以后则于进食高脂饮食后连续服药 3 天即可。1 年后复查血脂仍正常。

【按语】

蒲黄系"香蒲科植物长苞香蒲、狭叶香蒲、宽叶香蒲或其同属多种植物的花粉"(《中药大辞典》)。《本经》、《证类本草》、《本草纲目》均谓其"甘平",但也有寒、凉、涩之称者(如《本草正义》、《本草汇言》),入心包、肝经。历代文献谓其功效有:祛瘀止血、敛涩、利尿轻身、益气力、排脓、消肿、生肌等。高脂血症,中医病机多责之于痰瘀为患。生蒲黄长于活血祛瘀,故可祛除血中瘀浊,防止并减少其形成,从而达到降脂、调脂目的。现代药理研究也证明,蒲黄有影响体内脂质代谢,抑制脂质和 TC 的吸收、合成,促进其转运和清除的作用。单味蒲黄治疗无明显自觉症状的高脂血症患者,疗效最佳。

调 脂 饮

【方源】

《调脂饮治疗高脂血症 60 例》[吴卫红,赵敬东. 辽宁中医杂志,2003,30(4):337]。

【组成】

柴胡、白芍各15g，当归20g，炒莱菔子15g，决明子、丹参、虎杖各30g，槐花、焦山楂各25g，泽泻15g，制何首乌20g。

【功效】

活血化瘀，健脾祛痰，益肾清肝。

【疗效评定】

临床资料：本组60例中，男45例，女15例，平均年龄（52.45±7.81）岁。

治疗方法：口服调脂饮，每剂加水1000ml，煮沸后，改文火水煎30分钟，浓缩至300ml，每日分3次口服。8周为1个疗程。

治疗结果：参照中医病症诊断疗效标准：①显效：血脂检测TC下降>20%或TG下降>30%，21例。②有效：血脂检测TC下降>10%或TG下降>15%，35例。③无效：血脂检测TC下降<5%或TG下降<10%，4例。总有效率为93.33%。60例中，血清TC增高35例，血清TG增高25例，血清TC变化幅度下降18.9%，血清TG下降16.3%，P值均<0.01。

【按语】

高脂血症以肝脾肾三脏之功能不足为病之本，而痰瘀互结为病之标。调脂饮基于此观点，予以健脾祛痰，益肾清肝，活血通络，共奏痰瘀同治，降脂之功。方中决明子清肝润肠，以排瘀脂；山楂健脾胃而消化食积；何首乌补气健脾益肾；虎杖

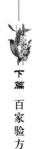

活血化瘀，清肝润肠；丹参活血化瘀；柴胡、白芍、炒莱菔子均可疏肝理气。以上药物合用，标本同治，从而起到降脂作用。

降脂方

【方源】

《降脂方治疗高脂血症148例》［李智琴，闫肃．陕西中医，2003，23（8）：711］。

【组成】

黄芪30g，党参、白术、茯苓、泽泻、山楂各15g，丹参20g，三七、红花、大黄各6g，蒲黄、胆南星、半夏、石菖蒲、郁金各10g。

肝阳上亢者去黄芪、党参，加草决明、龙骨、牡蛎；肝风内动者加天麻、钩藤；心神不宁者加炒酸枣仁、柏子仁；肾阴不足者加枸杞子、制何首乌；肾阳亏虚者去大黄、胆南星，加淫羊藿、桑寄生；痰阻经络者加地龙、全蝎、蜈蚣；痰热内盛者加黄连、天竺黄等。

【功效】

活血化瘀，健脾补肾。

【疗效评定】

临床资料：148例均为门诊患者。其中男62例，女86

例；年龄最大者81岁，最小者28岁，以40~55岁者最多，占72%；职业：干部72人，工人30例，农民46例，以城镇居民中老年女性为最多；病程最长者15年，最短者半年，平均6.5年。其中血清TC高46例，血清TG高65例，混合型37例。

治疗方法：降脂方每日1剂，水煎2次，共取汁450ml，分早晚温服。1个月为1个疗程，一般2~3个疗程。每月查1次血脂，待血脂恢复正常后，中药汤剂可改为丸、散剂服用。

疗效标准：①临床治愈：症状消失，血脂检查恢复正常，且复查3次未再增高。②显效：症状消失，血脂检查恢复正常，复查可见再度升高。③有效：症状明显减轻，血脂检查在两个月以内恢复正常。④无效：症状无明显减轻，血脂检查在3个月以内仍未恢复正常。

治疗结果：148例中，临床治愈56例，显效45例，有效37例，无效10例，总有效率93%。

【验案】

李某，女，48岁，干部，2000年9月18日就诊。

头昏，头蒙，肢体麻木1年余，伴体倦乏力，大便溏薄，咳嗽多痰。查舌淡紫，苔白厚，脉滑，身体肥胖，双眼睑黄斑瘤，血压150/90mmHg，心肺（-）。血脂：TC 8.28mmol/L，TG 3.3mmol/L，HDL-C 0.92mmol/L，LDL-C 4.21mmol/L。

辨证：脾虚湿阻，痰瘀互结证。

治则：健脾除湿，化痰活血。

处方：降脂方加天麻10g，地龙15g。

连服20天后复查血脂正常，症状消失。继服本方散剂30

天后，停药至今，多次复查血脂均未见增高。

【按语】

降脂方中黄芪、党参、白术、茯苓益气健脾；胆南星、半夏、茯苓、泽泻除湿化痰；丹参、三七、红花、蒲黄活血化瘀；山楂消食化积；大黄既能荡涤浊邪，推陈出新，又能消积导滞，逐瘀通经。全方共奏补气、化痰、活血的综合功效。据现代药理研究证实，方中的党参、丹参、三七、泽泻、红花、蒲黄、山楂、大黄等具有良好的降血脂作用和升高血清HDL-C作用，能有效地预防和控制冠心病及脑血管疾病的发生、发展，故可取得较好疗效。

降脂活血药酒

【方源】

《降脂活血药酒治疗高脂血症116例观察》［李蔚青，李蔚平，张凡. 实用中医药杂志，2004，20（3）：120］。

【组成】

蝉蜕、地龙、生蒲黄、五灵脂、郁金、石菖蒲各20g，丹参50g，延胡索、生山楂、白术各30g，瓜蒌皮25g，葛根40g，枳壳、桂枝、牛膝、川芎各15g，陈皮10g，黄芪50g，三七粉、全蝎各12g，蜈蚣5条。

将中药放入容器内加52%～67%白酒5000ml密封，放置于避光处浸泡45天。

【功效】

活血化瘀，理气，通阳，化痰。

【疗效评定】

临床资料：204例均为门诊患者，将患者随机分为两组。治疗组116例，男74例，女42例；年龄30~40岁12例，41~50岁47例，51~78岁57例；病程最短5个月，最长26年；其中伴有高血压病32例，伴冠心病11例，伴糖尿病6例。对照组88例，其中男52例，女36例；年龄30~40岁10例，41~50岁27例，51~78岁51例；病程最短4个月，最长23年；其中伴有高血压21例，伴有冠心病7例，伴糖尿病4例。

治疗方法：治疗组用自制降脂活血药酒20ml，每日2次口服，4周为1个疗程，连服3个疗程。对照组口服步长脑心通胶囊，每次1.2g（3粒），每日3次，连服3个月。

疗效标准：①显效：症状消失或减轻，血脂检测TC下降≥20%或TG下降≥40%。②有效：症状减轻或消失，血脂检测TC下降10%~20%或TG下降20%~40%。③无效：临床症状无改善，实验室检查无好转或未达上述标准者。

治疗结果：治疗组116例，显效68例，有效36例，无效12例，总有效率89.7%。对照组88例，显效36例，有效32例，无效20例，总有效率77.3%。

【按语】

降脂活血药酒中蝉蜕、地龙、全蝎、蜈蚣息风止痉，解毒散结，清热疏风，通络止痛利尿；山楂、丹参、三七粉活血化瘀，凉血行滞，养血安神；延胡索、牛膝、川芎活血祛瘀行气，祛风止痛，利尿通淋，补肝肾，引血下行；蒲黄、五灵脂、郁金活血化瘀止血，行气解郁，凉血清心；瓜蒌皮、枳壳、白术、陈皮清肺化痰除痞，健脾补气，理气调中宽胸，润肺利尿通便；葛根、桂枝解热生津，温经通阳；黄芪、石菖蒲补气升阳，益卫固表，开窍宁神，利水退肿，化湿生肌。诸药合用，具有良好的扩张冠状动脉、降纤、降血脂和改善微循环功能。

降脂排毒汤

【方源】

《符为民教授治疗高脂血症撷拾》［王国华．实用中医内科杂志，2007，21（10）：22］。

【组成】

水蛭15g，川芎12g，茯苓10g，瓜蒌15g，半夏10g，泽泻12g，山楂20g，香附10g。

若偏肝肾阴虚者，加枸杞子、黄精；偏脾肾阳虚者，加巴戟天、淫羊藿；偏痰浊阻遏者，加胆南星、竹茹；偏气滞络瘀者，加川芎、丹参、三七；偏阴虚阳亢者，加天麻、牡蛎。

【功效】

活血化痰，降脂通脉。

【验案】

包某，男，57岁，2003年3月24日初诊。

头晕头胀反复发作4年。现症见：头晕头胀，手足心热，腰膝酸软，记忆力减退，胸闷心悸，全身不适，饮食尚可，大便秘结，夜寐欠安。舌质红，边有瘀斑，苔薄腻，脉弦滑。血压：160/100mmHg。血脂：TC 7.63mmol/L，TG 8.78mmol/L，HDL-C 0.41mmol/L，LDL-C 7.71mmol/L。

辨证：肝肾阴虚，痰瘀阻络。

治则：补肝益肾，化痰祛瘀。

处方：枸杞子15g，熟地黄12g，山药15g，山茱萸12g，水蛭15g，川芎12g，茯苓12g，瓜蒌18g，半夏12g，泽泻12g，山楂20g，香附10g。7剂，水煎服。另嘱每天坚持用少量荷叶、菊花、金银花水煎后，代茶饮用。饮食宜清淡，适当增加运动，保持愉悦的心情，避免精神长期处于紧张状态。

经过半年的调治，患者症状消失，精力充沛，舌淡红，苔薄白，脉细。复查血脂各项指标均属正常范围。

【按语】

高脂血症的发病机制若为肝肾阴虚，痰瘀兼夹，则重用水蛭、川芎破血逐瘀，以荡涤脉道之瘀浊；瓜蒌、半夏共奏化痰消浊之功；"脾为生痰之源"，故以茯苓健脾化痰；泽泻能渗泄水湿而湿去痰化；香附为血中之气药，能通行血气，增强化痰祛瘀之力；山楂则具有行气散瘀，化痰消食之效。诸药共奏活血化痰，降脂通脉之功。

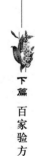

化瘀降浊汤

【方源】

《沈宝藩临床经验辑要》[阿提卡·吾布力哈斯木,胡晓灵.中国医药科技出版社,2000]。

【组成】

当归13g,丹参13g,蒲黄10g,桑寄生13g,决明子10g,泽泻15g,山楂13g。

肝肾亏虚加枸杞子10g,淫羊藿10g,女贞子10g,生何首乌10g;气虚加黄芪13g,党参13g,黄精10g;痰湿重加茯苓10g,半夏10g,陈皮6g或茵陈13g,郁金10g,天花粉10g;瘀重加郁金10g,没药6g;肝气郁滞加柴胡10g,郁金10g,制香附10g。

【功效】

活血化瘀,通络降浊。

【验案】

案1

王某,男性,50岁。

平素嗜酒,血脂增高已有5年余。现症见:胸闷口渴,便干,午后面红,手足心热,腰酸耳鸣,身倦乏力。脉细弦稍数,舌暗红,苔薄腻。血脂:TC 8.4mmol/L,TG 2.8mmol/L。

辨证：此乃嗜酒饮食不节，痰浊内郁，复因阴虚火旺，灼津为痰，病久入络，营血瘀凝，痰瘀交阻为患。

处方：上方加生地黄15g，郁金10g，全瓜蒌15g，桃仁15g，赤芍10g，丹皮15g。

上方服用月余，诸症明显改善。复查血脂：TC 6.2mmol/L，TG 1.48mmol/L。嘱停用汤剂改用知柏地黄丸和保和丸，按常规剂量再服用1个月，并嘱戒酒，注意饮食清淡。

案2

李某，男性，68岁。

有冠心病心绞痛病史，发现高脂血症已8年，时感畏寒肢冷、胸闷塞，劳累后心前区疼痛，身困乏力。舌暗，苔白腻，脉濡缓。心电图示ST-T有缺血性改变。血脂：TC 7.8mmol/L，TG 2.43mmol/L。

辨证：此乃年老阳气虚衰，温运失职，痰浊瘀阻于心脉。

治则：温阳化痰，祛浊通络。

处方：上方加桂枝10g，瓜蒌13g，薤白13g，半夏10g，红花10g，川芎10g。

依病情变化加减服用1月余，胸闷塞、心痛大减，TC和TG全部降至正常范围，但心电图复查未见明显改善。

【按语】

综观全方，当归为养血和血之要药。《本草经》言："其味甘而重，故专能补血。其气轻而又能行血，补中有动，行中有补，诚血中之气药也，血中之圣药也。"有报道称，当归粉口服对实验性动物动脉粥样硬化的大白鼠有一定疗效，具有降血脂的功能。丹参具有养血安神，补血益气通络之功效，丹参

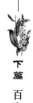

色赤入血能活血又可补血。《本草疏经》曰:"久服利人益气养血之验也。"有阴中之阳药之称。药理研究报道,丹参具有扩张冠状动脉、增加冠脉血流量,并有降低TC和TG的作用。蒲黄专入血分,以清香之气兼行气分,故蒲黄气血并举,为活血清瘀之要药。药理研究报道,蒲黄能强心,增加心肌收缩力,具有扩张冠状动脉、增加冠脉流量的作用,以及明显的降血清TC和TG作用,还有抗动脉粥样硬化作用。桑寄生味甘苦,性平,入肝肾,补肝肾,强筋骨。《日本子本草》曰:"助筋骨益血脉。"具有降压镇静、舒张冠状动脉、增加冠脉流量和降低血清TC之作用。决明子甘苦咸,微寒,入肝、肾、大肠经,临床常用于清肝明目。因本品苦可泄降,寒可清热,甘可补益,甘寒质润,味咸入血分又可补肝肾,故具有祛邪扶正、标本同治之功效。临床和药理研究已多有报道,决明子具有降压、降血清TG和TC作用。泽泻味甘淡,性寒,入肾、膀胱经,为利水渗湿要药。《本经》曰:"消水养五脏。"泽泻为广谱降脂药,其降脂机理为影响脂类代谢过程,影响TC的合成,并能促进血浆中TC的运输和清除,其对肥胖而湿重的高脂血症患者尤为适用。山楂酸甘微温,能消食化积,行气散瘀,为治疗脾虚食积的良药。李时珍言:"化饮食,消内积、癥瘕、痰饮痞满、滞血痛胀。"具有降血清TC、TG及脂蛋白功效,又有降压、抗心律不齐、强心、增加冠状动脉流量的作用。

六味降脂饮

【方源】

《六味降脂饮治疗高脂血症130例》［定明阳.吉林中医药，2007，27（4）：26］。

【组成】

山楂30g，丹参20g，黄芪20g，何首乌20g，茵陈15g，草决明15g。

【功效】

健脾补肾，活血化瘀。

【疗效评定】

临床资料：130例患者均为门诊及住院病例，并符合《中药新药临床研究指导原则》相关标准。发病年龄在35～75岁之间（其中45岁以上者为70例），男性60例，女性70例。原发性高血压患者46例，冠心病患者22例，脑梗死15例，糖尿病患者47例。此次血脂增高病程最长者半年，最短者1个月。

治疗方法：六味降脂饮水煎服，日服2～3次。亦可频频泡服。合并其他病症者服用其他相应治疗药物，如降压药、扩冠药及降糖药等。

治疗结果：130例患者有108例服药2～4周后血脂降至

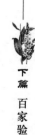

正常，头晕、心悸、胸闷气憋等症基本消除。22例患者服药6周后，血脂有所下降，但未能恢复正常，疗效欠佳。22例患者中，高血压3例、冠心病3例、脑梗死6例、糖尿病10例。

【验案】

陈某，男性，52岁。

患糖尿病多年，每于饮食控制不严，过食甘甜之品，糖尿病加重，血脂增高，头晕、心悸、四肢麻木、胸闷气憋。血脂：TG 12.2mmol/L，TC 9.21mmol/L。心电图：心肌缺血，频发室性早搏。

患者经服六味降脂饮1周后，头晕、四肢麻木好转，胸闷气憋减轻，服药2周后心悸、胸闷气憋消失。复查血脂：TG1.5mmol/L，TC 5.5mmol/L。心电图恢复正常。服药4周后，诸症消失，TG 1.20mmol/L，TC 4.81mmol/L。随访2年病情稳定，未见复发。

【按语】

六味降脂饮多用于中老年患者，其多嗜食肥甘油腻之品，合并有高血压、糖尿病、脑梗死等疾病。患者每于血脂增高时便出现一系列脏器供血不足，循环功能减弱的症状。大多表现为头晕、头痛、胸闷气憋、四肢麻木等症状及体征。其病因病机多为气虚血瘀，痰湿内盛，湿热蕴结，阻于脉络，使清阳之气不能宣通畅达。治宜益气化瘀，清热利湿之法。以山楂为君，消食化滞，活血化瘀，配合何首乌增强了降脂的作用。黄芪为臣，甘温升阳，大补元气，利水退肿。丹参活血化瘀，养血安神。黄芪、丹参配伍共奏益气活血，散瘀化浊之功。佐药以何首乌补肝肾益精血，直入肝肾经；决明子清肝明目，入肝胆经。茵陈为使药，苦泄下降，专能清热利湿。六味降脂饮配伍精当，服用方便，方中药物相辅相成，益气化瘀，清热利湿，既能益精血，又可化痰浊。

加减龙胆泻肝汤

【方源】

《龙胆泻肝汤加减治疗高脂血症86例》[徐新荣．中国民间疗法，2003，11（1）：45]。

【组成】

柴胡、栀子、郁金各10g，大黄（后下）、车前子（另包）、决明子各12g，蒲公英、生地黄、虎杖、益母草、茵陈、赤芍、丹参各25g，黄连6g。

【功效】

活血化瘀，清热利湿，疏肝解郁。

【疗效评定】

治疗方法：全部患者86例均服用龙胆泻肝汤加减治疗，每日1剂，水煎分2次服，3周为1个疗程。患者在服汤剂期间停服其他降脂药物，治疗前后行血脂检测。

疗效标准：①显效：血脂化验指标中有任一项达下述标准者：TC下降≥20%，TG下降≥40%，HDL-C升高≥0.25mmol/L。②有效：血脂检测达以下任一项者：TC下降

10%~20%，TG下降20%~40%，或HDL–C升高0.104~0.6mmol/L。③无效：未达到有效标准。

治疗效果：本组经治疗显效52例，有效23例，无效11例，总有效率为87.2%。

【按语】

高脂血症多属本虚标实之证。本虚指肝、脾、肾、心诸脏虚亏，标实是指本虚基础上而产生的痰浊，即湿热、气滞血瘀、气血瘀阻而成痰浊，滞留体内，酿成本病。其湿热、血瘀、肝郁为致病之关键。故清热利湿，活血化瘀，佐以疏肝解郁，实为治标之法。加减龙胆泻肝汤只适于标实患者。大黄、郁金、虎杖清热利湿，又活血化瘀；配以黄连、栀子、茵陈、蒲公英、车前子、决明子，苦寒燥湿泻火，加强清热利湿之力量，使湿热之邪从二便去，而邪有出路；配以赤芍、丹参、益母草，亦增加活血化瘀之功效，疏通血脉，使留滞体内之浊瘀消散、排出；生地黄养血益阴，使祛瘀而不伤阴血；柴胡、郁金疏肝理气，行气解郁，气行则血行。

轻身消脂汤

【方源】

《轻身消脂汤治疗高脂血症疗效观察》[郑丽英．中国中医药信息杂志，2003，10（10）：37]。

【组成】

茵陈蒿30g，制何首乌20g，泽泻15g，生山楂15g，丹参20g，葛根15g，大黄10g，桑寄生15g。

【功效】

健脾补肾，活血化瘀。

【疗效评定】

临床资料：35例患者中，男性19例，女性16例，年龄35~56岁。病例选自门诊及住院患者。血清TC高11例，血清TG高15例，混合型9例。用药期间停用有降血脂作用的药物，但以低脂饮食为主，观察临床表现、体重及不良反应等情况。1个月为1个疗程，连服2~3个疗程后复测血脂，以评定疗效。

治疗方法：轻身消脂汤每日1剂，每日2次，水煎服。

疗效标准、治疗结果：①显效：症状基本消失，血清TC和（或）TG均降至正常者12例（34.29%）。②有效：症状有一定改善，血清TC和（或）TG有一项降至正常或较治疗前明显下降，但未全部降至正常水平者18例（51.43%）。③无效：症状无明显好转，血清TC和（或）TG均无下降或略有下降者5例（14.29%）。总有效率为85.71%。

【按语】

通过轻身消脂汤对高脂血症的治疗观察，显示中药在降低血脂方面有其独特的疗效。中药能促进脂质排出或抑制其吸收，从而使血脂降低，且无副作用，避免了降脂西药对肝肾功能的损害。随着血脂的下降，患者头晕、胸闷、肢麻等症状也

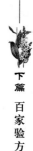

相应改善，尤其是血脂的下降不但能延缓或减轻动脉粥样硬化病变的发展，并能促进其消退，还能降低缺血性心脑血管疾病的发病率。本方名"轻身"，源于《本草经》谓茵陈"久服轻身益气而耐老"之言。茵陈的"耐老"作用与其降血脂和抗血管硬化作用有关。现代药理学研究表明，茵陈中所含的香豆素类有降脂活性，能使实验家兔TC含量降低，内脏脂质沉着减少。何首乌，《开宝本草》谓其"止心痛，益血气，黑髭鬓，悦颜色，久服长筋骨，益精髓，延年不老"。现代药理研究表明，何首乌能与TC结合，从而减少肠道对TC的吸收，其所含蒽醌类化合物能促进肠道蠕动，这种泻下作用能抑制TC在肠道的吸收并促进其排泄，以达到降血脂的目的。泽泻可明显抑制家兔主动脉粥样硬化斑块的形成及其血清TC的含量，可抑制小鼠肠对TC的吸收及体内TC合成，有助于TC的运输与排泄。此外，丹参、葛根、山楂等均有扩冠降脂作用。总之，诸药合用，有升清降浊，活血通络，轻身健体之功。

玉丹调脂饮

【方源】

《玉丹调脂饮治疗高脂血症62例观察》[景奉能，张志玲，王茹茵．实用中医药杂志，2002，18（5）：3]。

【组成】

玉米须60g，丹参、熟地黄各20g，泽泻12g，枸杞子

15g，山楂30g。

【功效】

补肾降浊，活血化瘀。

【疗效评定】

临床资料：112例均系门诊患者，按就诊顺序随机分成两组。治疗组男36例，女26例；年龄38～69岁，平均56.28岁；合并冠心病5例，高血压病6例，脑血管病3例，脂肪肝9例，糖尿病2例。对照组男31例，女19例；年龄36～68岁，平均55.93岁；合并冠心病3例，高血压6例，脑血管病2例，脂肪肝4例。

治疗方法：治疗组用自拟玉丹调脂饮，每日1剂水煎，浓缩为200ml，每日服2次。对照组服甘糖酯每次100mg，每日3次。两组疗程均为8周。

疗效标准：①显效：临床症状消失，血脂检测TC下降≥20%，或TG下降≥40%，或HDL-C上升＞0.26mmol。②有效：临床症状好转，血脂检测TC下降10%～20%，或TG下降20%～40%，或HDL-C上升0.11～0.26mmol/L。③无效：临床症状无改善，血脂检测无明显效果。

治疗结果：与治疗前相比，治疗组8周后血清TC、TG、HDL-C均明显改善（$P<0.01$），对照组血清TC、TG有改善，但血清HDL-C改善不明显。治疗组总有效率为90.32%，对照组为72%。

【按语】

祛痰泄浊与活血化瘀为高脂血症的治疗关键。玉丹调脂饮中，玉米须有利水泄浊之妙，现代药理研究表明，该药能促进胆汁分泌，降低其黏稠度及胆红素的含量，从而促进 TC 的排出。丹参可活血化瘀，通利血脉，动物实验证实，丹参能降低动物血清中 TC、TG 的含量及浓度。熟地黄与泽泻、枸杞子与山楂相配伍，具有补肾泄浊，活血化瘀之效，补中有泻，补脾肾而不留邪，活血、泄浊而有度。现代药理研究表明，此几味药有清除自由基、改善脂蛋白代谢的作用。上述诸药相伍，扶正与祛邪相结合，共奏化痰泄浊，通利血脉之功。本方疗效较佳，无明显不良反应，且药源广泛，价格低廉，较目前诸多降脂西药确有优越之处。

五味降脂散

【方源】

《自拟五味降脂散治疗高脂血症 66 例分析》[王劲红，刘克俭.实用中医内科杂志，2004，18（1）：34]。

【组成】

绞股蓝 300g，黄芪 300g，生山楂 300g，刺梨根 300g，丹参 300g。

分别打成粉末，相混均匀而成。

【功效】

活血化瘀，健脾消积，祛痰降浊。

【疗效评定】

临床资料：66例患者均为门诊病例及住院病例，并符合《中药新药临床研究指导原则》中高脂血症诊断标准。其中，男36例，女30例；年龄40~71岁，平均年龄56.1岁。病程5个月~10年，平均4年。除血脂增高以外，患者多伴有头昏、困倦、胸闷、肢麻等症，舌体胖大，舌质紫暗，或有瘀点或瘀斑，脉沉细或弦滑。服药前常规查肝肾功能、尿常规、血脂、心电图、胸透，排除继发性高脂血症。

治疗方法：五味降脂散每次15g，用开水100ml冲泡，加盖约10分钟后饮服。每日2次，1个月为1个疗程。

疗效标准：参照《中药新药临床研究指导原则》相关标准：①临床控制：实验室各项检查恢复正常。②显效：血脂检测达到以下任一项者：TG下降≥20%，TC下降≥40%，HDL-C上升≥0.26mmol。③有效：血脂检测达到以下任一项者：TC下降≥10%但<20%，TG下降≥20%但<40%，HDL-C上升≥0.104mmol/L但<0.26mmol/L。④无效：血脂检测未达到以上标准者。

治疗结果：经2~4个疗程治疗后，血清TC高20例，临床控制3例（15%），显效7例（35%），有效7例（35%），无效3例（5%），总有效率85%。血清TG高26例，临床控制4例（15.38%），显效10例（38.46%），有效9例（34.62%），无效3例（11.54%），总有效率88.46%。混合型20例，临床控制4例（20%），有效12例（60%），无效4例（20%），总有效率80%。平均总有效率是84.85%。

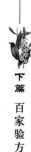

【按语】

体内要维持 TC 于一定浓度,可通过调控内生性和外源性 TC 的量来实现。主要途径有:①抑制肠道 TC 的吸收。②促进体内 TC 的排泄。③抑制体内 TC 的合成。④影响体内脂质代谢。

高脂血症的形成与痰浊凝聚、积滞有关。血脂犹如营血津液,为人体水谷化生之精微物质,输布全身,贯注血脉,以温煦肌肤,濡养五脏百骸,煦濡相得,水精四布,五经并行,痰浊、积滞无从产生。如果饮食所伤、肥甘酒食过度等,损伤脾胃;或年老脏腑功能虚衰,脾肾功能失调等,均能导致运化失常,水津停滞成饮,精化为浊,痰浊内聚而成本病。浊脂沉积血府,血流受阻而瘀滞,脑失所养可致头昏;心脉痹阻可致胸闷胸痛;阻塞脑窍可致中风;困阻肢体可致困倦;痰瘀阻滞经络可致肢麻。本病病性属本虚标实,虚实夹杂,故扶正祛邪为治疗原则。治宜健脾消积,祛痰降浊,活血化瘀。方中绞股蓝有"南方人参"之称,与黄芪相配,益气健脾,祛痰降脂,补肾活血。生山楂、刺梨根调中化食,消积导滞,荡涤痰浊,推陈致新。丹参活血祛瘀,有助上药推陈致新之力,此与现代医学理论相吻合,通过调节胃肠消化功能,影响脂质代谢,抑制 TC 在体内的吸收合成,并促进其排泄,以达到降脂目的。据现代药理研究,上述药物有降低血清 TG 或(和)TC 作用。诸药合用,疗效满意,且患者服药后在血脂下降同时,自觉症状有减轻,舌象、脉象有所改变。服药中,未出现不良反应及毒副作用。另外,本方药物配制为散剂,服用方便,吸收较好,便于携带,经济实惠。

降脂汤

【方源】

《降脂汤治疗高脂血症》[陈海宝. 中医杂志，2002，43（5）：337]。

【组成】

橘络6g，泽泻15g，萆薢15g，生山楂15g，丹参15g，赤芍12g，红花5g，生大黄（后下）10g。

伴高血压之头晕、目眩加天麻10g，钩藤（后下）15g；伴冠心胸闷、心悸、夜寐欠佳加檀香（后下）3g，灵芝10g；形体肥胖加白芥子15g，白术10g。

【功效】

活血化瘀，利湿通络。

【验案】

朱某，男性，61岁，工人，1995年3月2日初诊。

患有高脂血症已10余年，近月来觉胸闷，伴心慌，神疲乏力，脚酸，形体肥胖，胃纳尚可，二便如常。舌苔厚腻，脉沉滑。血脂：TC 6.93mmol/L，TG 3.41mmol/L，HDL－C 1.72mmol/L。心电图：正常。

辨证：痰浊内壅，络脉瘀阻。

治则：燥湿化痰，活血理气，兼以消导通腑。

处方:降脂汤7剂。

二诊:诉服药2剂后感轻度腹痛,大便日行3~4次,糊状不成形,再服2剂后腹痛消失,大便日行1~2次,已成形,继续给予降脂汤治疗1个疗程,自觉症状消失。复查血脂:TC 6.49mmol/L,TG 2.62mmol/L,HDL-C 1.68mmol/L。舌苔薄腻,脉细滑。继服降脂汤1个疗程,血脂均已正常。嘱注意低脂饮食,随访半年血脂正常。

【按语】

高脂血症常从痰湿瘀阻论治,采用活血化瘀,燥湿化痰为主之治疗方法,兼以消导、润腑、通下。降脂汤选用橘络、泽泻、萆薢为主,化痰除湿。橘络化痰,顺气,活血通络;泽泻利水化湿;萆薢其味苦甘,性平,具有通淋化浊,祛风除湿,分清别浊之功效。丹参、红花、赤芍活血化瘀;生大黄润腑、通下;生山楂有助消化,消肉食,油腻之功效。全方配合,具有较好的降血脂功效。

海蓝失笑汤

【方源】

《海蓝失笑汤治疗中老年人高脂血症的临床观察》[李文福,陈文发,林菊珊,林玲,许玉琴.福建中医学院学报1998,8(5):7]。

【组成】

胖大海15g,绞股蓝12g,蒲黄9g,五灵脂6g。

【功效】

活血化瘀，清热化痰。

【疗效评定】

临床资料：46 例患者，海蓝失笑汤治疗组 26 例，其中男 14 例，女 12 例；年龄 41～73 岁，平均 53±16 岁；病程 1～5 年，平均 3.6±2.3 年。山楂精降脂片对照组 20 例，其中男 11 例，女 9 例；年龄 38～71 岁，平均 53±15 岁；病程 0.5～5 年，平均 3.3±2.5 年。

治疗方法：治疗组采用自拟中药方海蓝失笑汤，每日 1 剂，水煎 300ml，分 2 次服，连服 2 个月为 1 个疗程。对照组山楂精降脂片，主要成分北山楂，每次 2 片，每日 3 次。2 个月为 1 个疗程。

疗效标准：参照《中药新药临床研究指导原则》相关标准：①显效：血脂检测 TC 下降≥20%，或 TG 下降≥40%，或 HDL-C 上升≥0.26 mmol/L。②有效：血脂检测 TC 下降 10%～20%，或 TG 下降 20%～40%，或 HDL-C 上升 0.104～0.26 mmol/L。③无效：实验室检查达不到有效标准。

治疗结果：26 例高脂血症患者中，治疗组显效 13 例，为 46.37%；有效 6 例，为 23.63%；无效 7 例，为 30%。总有效率 72.55%。对照组 20 例，显效 4 例，为 11.6%；有效 5 例，为 15.3%；无效 11 例，为 73.1%。经 Ridit 分析，P<0.05，治疗组疗效优于对照组。

【验案】

林某，女，57 岁。

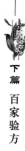

有高血脂病史 5 年，曾服用过脂必妥、力平脂、山楂精降脂片等药物，症状无显著改善。现眩晕，头重如裹，体困肥胖，腰酸腿软，苔微腻，脉细数。

辨证：痰浊中阻，脾虚湿困。

处方：胖大海 15g，绞股蓝 12g，蒲黄 9g，五灵脂 6g。每日 1 剂，水煎 300ml，分 2 次服，连服 2 个月。

同时嘱控制饮食，除低脂饮食外，对于糖类、胆固醇类也适当限量。经过 2 个疗程临床观察，各项指标均趋正常。

【按语】

海蓝失笑汤中胖大海味甘性寒，清肺热，开肺气，爽喉，润燥，通便。绞股蓝味苦性寒，清肝热，利湿浊。蒲黄味甘性平，活血化瘀，益气和血。五灵脂味咸，性寒，祛痰散结，除痹积。方中胖大海一味原是治疗风火犯喉而致声音嘶哑或头目风热疾患所致的大便热结，但正因为胖大海具有开音与通便的功效，故此方重用胖大海是取其双向性调节作用，以助推动诸药之力。而绞股蓝、蒲黄、五灵脂三味药协同以调畅气机，解郁散结，既行血，又养血，既祛瘀血，又生新血。

活血化痰汤

【方源】

《活血化痰汤治疗高脂血症 36 例疗效观察》［黄维良．新中医，1998，30（9）：17］。

【组成】

三七6~9g，桃仁、水蛭、蒲黄、五灵脂、红花、僵蚕、川贝母、天竺黄、法半夏各10g，赤芍、何首乌、山楂、决明子各15g，丹参20g。

血压偏高者加天麻、钩藤、白芍、菊花、地龙；痰浊重者加石菖蒲、胆南星；阴虚火旺者加石决明、龟甲、牡蛎；水湿重者加白术、猪苓、茯苓、泽泻；气虚者加党参、黄芪。

【功效】

活血化瘀，化痰通络。

【疗效评定】

临床资料：60例均来自门诊，根据初诊时间随机单日初诊者分在中药治疗组，共36例。男22例，女14例；年龄37~72岁，平均年龄54岁；病程最短2年6个月，最长21年。双日初诊者分在西药对照组，共24例，男16例，女8例；年龄35~69岁，平均52岁；病程最短3年2个月，最长22年。两组患者均有不同程度的头晕头痛，头胀耳鸣，胸闷心悸，心前区不适，气短乏力，腰膝软，肢体麻木，痰多咳嗽，食欲旺盛，腹部胀满，大便干结或稀烂秽臭，舌红多见瘀暗，苔白腻或黄腻，脉弦滑或弦细数。部分患者血压偏高，或有血液流变学、心电图检查的异常改变。

治疗方法：治疗组活血化痰汤每日1剂，水煎2次，分2次内服，连续服用3个月为1疗程，疗程结束复查血脂并统计疗效。对照组烟酸肌醇0.4g，每日3次；潘生丁50 mg，每日3次，3个月为1疗程。

疗效标准：①治愈：临床症状消失，血脂复查在正常值范围。②有效：自觉症状好转，血脂复查部分恢复正常。③无效：自觉症状无变化，血脂异常无改变。

治疗结果：经过3个月治疗，两组患者血脂各项指标均有改善，而中药治疗组疗效明显优于西药对照组。

统计结果：中药治疗组36例，治愈20例，有效14例，无效2例，总有效率94.4%。对照组24例，治愈10例，有效5例，无效9例，总有效率62.5%。

【验案】

林某，男，56岁，1996年1月16日初诊。

患者诉长期纳食膏粱厚味之品，近年来体重进行性增加，经常出现头晕头痛，胸闷心悸，心烦易怒，四肢发麻，口干口苦，全身乏力，咳嗽声亢，痰黏黄稠，故来诊。现症见：精神萎靡，表情呆滞，面色潮红。舌青紫并见瘀点，苔黄腻，脉弦滑。血脂：TC 7.2mmol/L，TG 2.4 mmol/L，HDL-C 1.5 mmol/L，LDL-C 3.8 mmol/L，APOA（载脂蛋白A）1.2g/L，APOB（载脂蛋白B）1.3g/L。血压165/90mmHg。血液流变学检查提示：红细胞聚集症Ⅱ级，高脂血症Ⅱ级，高凝血症Ⅰ级。血常规、心电图、动态心电图监测均属正常。

西医诊断：高脂血症，动脉硬化，高血压Ⅱ期。

中医诊断：眩晕，胸痹（痰瘀阻络）。

治则：活血化瘀，涤痰通络。

处方：三七、桃仁、僵蚕、天麻、水蛭、法半夏、五灵脂、天竺黄各10g，山楂、赤芍、决明子各15g，丹参20g。每日1剂，每剂煎2次，分2次服。

每周复诊1次，随症加减，经过两个月的治疗，症状完全消失。3个月后复查血脂、血压、血液流变学均在正常范围。1年内随访，病无复发。

【按语】

研究资料证明：高脂血症患者的血小板聚集力增强，血液黏稠度增高，血流缓慢，共同构成心脑血管疾病的危险因素，这些症状与中医的"痰证"、"瘀证"极为相似，为活血化瘀法治疗高脂血症提供了客观的科学依据。高脂血症在血液流变学的范畴中，属于高血黏综合征，与中医学"由痰致瘀，痰瘀同病"的理论吻合，也就是说，痰浊、瘀血可伴随血脂代谢和血液流变学的异常而改变。痰瘀阻滞脉络，造成气机不畅，血液不能正常运行，日久就会演变成动脉硬化，导致冠心病和脑血管疾病发生。针对这一发病机理，活血化痰汤的组成立意在于活血通脉，除痰化浊，推陈致新，促进气血畅通。方中三七、丹参、桃仁、红花、五灵脂、赤芍等中药具有活血化瘀的作用。药理研究证明，以上药物能改变血小板的结构和功能，改善血液浓、黏、聚状态，促进脂类物质的代谢，扩张血管，增加血流量，改善微循环，调整血液理化特性。丹参、山楂、何首乌、天竺黄、决明子可促进脂类物质的代谢和抑制体内对脂类物质的吸收，减少脂类物质在血管壁的沉积，降低血中脂类物质水平。桃仁、红花、赤芍、五灵脂具有祛瘀生新、抗凝通脉的作用，从而使气机畅顺，血随气行。水蛭、僵蚕擅长逐瘀破积，软坚散结。天竺黄、川贝母、法半夏具有除痰化浊，祛瘀通络的作用。诸药合用，共奏痰瘀并治，活血降脂的功效。

运用活血化痰汤治疗高脂血症，始终要贯穿中医辨证论治和整体观念的指导思想，充分考虑本病因实致虚，虚实并存的发病特点，注意因地因人制宜。一般来说，本病初发阶段，实证居多，通常表现为食欲旺盛，过食肥甘，聚湿生痰，暗伤脾胃，大便秘结，口干口渴，舌红苔黄，脉弦滑，治宜除痰化浊。到了后期由实致虚，虚实并存，表现为气短，心悸，乏力，舌暗或瘀暗，脉弦细。临床中后者居多数，治疗方面应采取扶正与祛邪相结合，既要清除痰瘀，又要补益受损害的脾肾，使痰瘀得化，脾气健运。对一些体质虚弱的患者，宜加入调补气血的黄芪、党参、当归等；肝郁脾虚者加入柴胡、白芍、郁金，促使肝疏脾健，利于精微、水湿的输布运转；肝肾阴虚者，重用何首乌、黄精、山茱萸滋养肝肾，生血益精；血燥者加沙参、麦冬、丹皮、玉竹滋柔血脉，稀释浊脂，防止动脉硬化变性。

祛脂丸

【方源】

《祛脂丸治高脂血症43例疗效观察》[龚树春，沈桂英．江西中医药，1998，29（4）：22]。

【组成】

葛根15g，红花、水蛭各10g，丹参、山楂、制何首乌、生黄芪各20g，皂荚12g，明矾6g，薏苡仁30g。

【功效】

活血祛瘀，利水消痰。

【疗效评定】

临床资料：86例患者随机分为祛脂丸组与西药组各43例。祛脂丸组中，男31例，女12例；年龄40岁以上35例，40岁以下8例；病程1年以下者25例，1~2年8例，2年者10例；单项血清TC增高9例，单项血清TG增高9例，两者均增高25例。西药组43例中，男25例，女18例；40岁以上31例，40岁以下12例；病程1年以下26例，1~2年7例，2年以上10例；单项血清TC增高8例，血清TG增高11例，两者均增高24例。

治疗方法：祛脂丸组服用自拟祛脂丸，1个月为1个疗程。西药组服安妥明及安妥明类衍生物，疗程为1个月。

疗效标准：①显效：血脂检测TC下降1.3 mmol/L以上，TG下降1 mmol/L以上，血清外观清，临床症状消失3项以上，随访半年血脂无反跳。②有效：血脂检测TC下降0.7~1.3 mmol/L，TG下降0.5~1mmol/L，血清外观清或轻混，临床症状明显改善，随访半年血脂有轻度反跳。③无效：血脂检测TC下降不足0.7mmol/L，TG下降不足0.5mmol/L，血清外观无变化或稍有改变，临床症状改善不明显。

治疗结果：祛脂丸组中，以血清TC增高为主9例中，显效5例，有效3例，无效1例；以血清TG增高为主9例中，显效6例，有效3例；两者均增高25例中，显效17例，有效6例，无效2例。西药组中，血清TC增高8例中，显效3例，有效3例，无效2例；血清TG增高11例中，显效3例，有效5例，无效3例；两者均增高的24例中，显效9例，有效6例，无效9例。

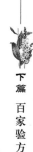

【验案】

周某，男，51岁，干部，1991年5月26日初诊。

患高脂血症3年余，长年服用必降脂，用药时有效，停药后血脂即升高。现形体丰腴，头昏眩晕，胸脘胀闷，纳谷见少，口中黏腻，四肢乏力，大便干结难解。舌体胖，边有齿印，舌苔中后腻，脉濡。查血压165/108mmHg。血脂：TC 10.88 mmol/L，TG 2.74 mmol/L，血清外观奶油样。嘱停用必降脂，服用祛脂丸1个疗程。

6月28日复诊：临床症状基本消失，精神状态较前判若两人。查血压146/90mmHg。血脂：TC 6.48 mmol/L，TG 1.7mmol/L，血清外观稍混。续服祛脂丸1个疗程后，血压135/90mmHg。血脂：TC 5.18 mmol/L，TG 1.24mmol/L，血清外观清。连续服药3个疗程后自行停药，随访半年，血脂未见反弹。

【按语】

高脂血症在遣方用药时，应痰瘀同治，治痰勿忘祛瘀，治瘀常须顾痰。本方中葛根解痉止痛，降压，内含总黄酮及葛根素，能使冠状动脉扩张，改善冠脉循环。红花、丹参、山楂、水蛭活血祛瘀，具有抗凝，改变血液黏稠度，改善血流量的作用。皂荚、明矾宣清、导浊、消痰，减肥降脂。高脂血症患者，本虚标实，故配薏苡仁健脾利水消痰；加何首乌补肝肾、益精血，补虚而不腻滞，润肠而不伤正；添黄芪益气健脾，斡旋气机，使脾健痰除，清升浊降。综观全方，标本兼治，使机体一身气血津液能运行不息，周环无端，脾健气运即瘀除痰消，切中病机，故能取得满意疗效。

红荷散

【方源】

《自拟红荷散治疗高脂血症 30 例》［马树林．陕西中医，1998，19（5）：209］。

【组成】

红花、党参、白术各 12g，丹参 15g，红景天、荷叶、赤芍、法半夏各 9g，橘红 6g。

【功效】

活血化瘀，除痰通络。

【验案】

案 1

张某，男，60 岁，1996 年 10 月 8 日初诊。

患者头晕，肢麻 2 个月，伴有胸闷，心悸，倦怠，耳鸣，脘腹胀闷，舌质淡暗，脉细弦。服中西药治疗疗效不显，故来就诊。血脂：TC 7.9mmol/L，TG 3.2mmol/L，LPO（脂质过氧化物）7.36u/ml，SOD（超氧化物歧化酶）50.12umol/L。

诊断：高脂血症。

治则：化瘀除痰。

处方：红荷散加减。荷叶、红景天、赤芍、法半夏各 9g，红花、党参、白术各 12g，茶树根、丹参各 15g，橘红 6g。3

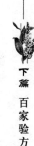

剂，每日1剂，水煎服。

10月12日复诊：头晕，肢麻，耳鸣减轻，药证相符，再守原意，继服10剂。

10月23日三诊：肢麻消失，头晕倦怠明显减轻，再予12剂。

11月6日四诊：诸症消失，化验结果正常。TC 5.7mmol/L，TG 1.4mmol/L，LPO 4.52u/ml，SOD 73.24umol/L，随访至今未复发。

案2

岳某，女，42岁，1997年4月7日初诊。

患者体倦乏力，气短1个月，伴有胸闷，腿软，自汗，头晕，舌质淡暗，脉沉细。血脂：TC 7.2mmol/L，TG 2.1mmol/L，LPO 6.5u/ml，SOD 42.20umol/L。

治则：活血益气。

处方：荷红散加减。红花、荷叶、红景天、半夏各9g，绞股蓝15~20g，白术12g，赤芍、橘红、桃仁各6g。3剂，每日1剂，水煎服。

4月11日二诊：体倦乏力减轻，药已中病，继服6剂。

4月18日三诊：体倦乏力消失，头晕，胸闷减轻，再予7剂。

4月27日四诊：诸症消失，生化检验结果正常。TC 5.3mmol/L，TG 1.2mmol/L，LPO 4.89u/ml，SOD 73.48umol/L。继续随访未见复发。

【按语】

红荷散中红花、丹参活血化痰，降低血脂；红景天益气补肾；党参、白术益气健脾；荷叶、橘红、半夏燥湿化痰消食。本方改善临床症状，纠正脂质代谢紊乱，调节载脂蛋白水平，抑制脂质过氧化反应，提高SOD；降低血液黏度，临床疗效满意。

通脉煎

【方源】

《通脉煎治疗高脂血症58例》［马法宪．辽宁中医杂志，1997，24（5）：210］。

【组成】

丝瓜络50g，槟榔20g，鲜荷叶（晾干的）、生山楂各50g，何首乌、鸡血藤各30g。

【功效】

活血通络。

【疗效评定】

临床资料：本组58例中，男32例，女26例；年龄最小36岁，最大67岁；病程最短1年，最长16年。单纯血清TC升高30例，单纯血清TG升高17例，伴高血压11例。

治疗方法：58例均采用自拟通脉煎治疗。水煎服，每日1剂，每次200ml，早、晚各服1次。服药30剂为1个疗程，1个疗程后，判定疗效。

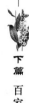

疗效标准、治疗结果：参照《中药新药临床研究指导原则》相关标准：①显效：血脂检测具备以下任何一项者，TC下降>20%，TG下降≥40%，HDL-C上升>0.26mmol/L，AI（动脉粥样硬化指数）下降>20%，47例。②有效：血脂检测具备以下任何一项者，TC下降10%~20%，TG下降>20%且<40%，HDL-C升高0.14~0.26mmol/L，AI下降10%~20%，9例。③无效：血脂检测未达到有效标准2例。总有效率为96.6%。

【验案】

李某，女，67岁，1995年12月4日就诊。

患者头痛头晕，心慌胸闷，时轻时重7年余。近两个月来上述症状加重，又感心前区痛，口干耳鸣。舌质暗红苔薄白，脉弦。心电图示慢性冠状动脉供血不足。血脂：TC 8.24mmol/L，TG 2.9mmol/L，HDL-C 0.91mmol/L，AI 7.06。

证属肝肾阴虚，气滞血瘀。西医诊为高脂血症伴冠心病。投通脉煎治疗1个疗程，症状明显好转。2个疗程后复查血脂：TC 6.14mmol/L，TG 1.05mmol/L，HDL-C 1.321mmol/L，AI 4.06。心电图及其他常规检查无明显变化。体重减轻1.5kg，显效。

【按语】

自拟通脉煎中丝瓜络性甘，有清热凉血，解毒利尿之功。槟榔性辛味苦，杀虫破积，下气行水。鲜荷叶性平味苦，清热凉血。生山楂能消积化滞，调和脾胃，有降低血清TG之作用。何首乌补肝肾益精血，补虚而不滞腻，现代药理研究认为，与其所含卵磷脂、大黄素、大黄酚等作用有关。因卵磷脂能阻止脂质在组织中的沉积,缓解动脉粥样硬化的形成,降低血黏度;大黄素等蒽醌类衍生物有泻下作用,可增加肠蠕动,抑制 TC 在肠道吸收,促进脂质的排出。鸡血藤活血祛瘀,疏通血脉。经动物试验表明,鸡血藤能增加冠状动脉血流量,改善心肌缺氧,又有改善微循环及抑制血小板的凝集作用。诸药合用,切中高脂血症肝肾不足,脾不健运,痰瘀同病的病机,故疗效满意。

海藻降脂方

【方源】

《应用海藻降脂方治疗高脂血症 80 例》［张传儒,徐秀兰.江西中医,1997,18(11):15］。

【组成】

淡海藻 12g,菟丝子 12g,柿树叶 10g(鲜品 30g),葛根 9g,海蛤壳(应用现代生物技术制成精纯粉,分 3 次冲入煎液)9g。

【功效】

健脾补肾,活血化瘀。

【疗效评定】

临床资料:随机将患者分为治疗组和对照组。其中治疗组 80 例,男 43 例,女 37 例。年龄最大 74 岁,最小 37 岁,平均年龄52岁。病程最短4个月,最长23年。合并有糖尿病者35例,高血压28例,冠心病3例,脑梗死2例。对照组40例,男22例,女18例。年龄最大71岁,最小38岁,平均年龄53岁。病程最短3个月,最长20年。合并有糖尿病者16例,高血压13例,冠心病1例,脑梗死1例。

治疗方法:治疗组用海藻降脂方每日1剂,早中晚各服煎液150~200ml。对照组服用月见草油丸,每次2~3丸(每粒0.3g),每日3次。

疗效标准:参照《中药新药临床研究指导原则》相关标准:①显效:血脂检测TC下降>20%,或TG下降≥40%,临床症状基本消失。②有效:血脂检测TC下降10%~20%,或TG下降20%~40%,临床症状明显改善。③无效:血脂检测指标未达到上述标准,症状无明显改善。

治疗结果:治疗组显效42例,占52.50%;有效33例,占41.25%;无效5例,占6.25%。总有效率为93.75%。对照组显效16例,占40%;有效15例,占37.5%;无效9例,占22.5%。总有效率77.5%。

【验案】

杨某,女51岁,1995年3月6日初诊。

眩晕时作5年余,近半个月来加重,见眩晕如坐舟车,嗜睡,体胖,面浮足肿,身困无力,口干而黏,心烦,胸闷,精神抑郁,虽嘈杂易饥,食后又觉腹胀,大便或秘或溏,肢体麻木,记忆力减退。舌质暗红,苔中根部微腻,脉沉弦滑。检查:体重75kg,血压195/108mmHg。血脂:TC 9.83mmol/L,TG 5.31mmol/L,HDL-C 0.91mmol/L,LDL-C 5.95mmol/L。

综观脉症，证属脾失健运，肝郁肾虚，痰瘀同病，治宜标本兼顾，予海藻降脂方，每日1剂。经治半个月，眩晕、嗜睡渐好转，大便渐趋正常。1个月后复查血脂，TC、TG已开始下降，腹胀、浮肿逐渐减轻。查体重下降4.5kg，血压150/90mmHg。血脂：TC 5.68mmol/L，TG 1.72mmol/L，HDL-C 1.08mmol/L，LDL-C 4.23mmol/L。眩晕、麻木诸症均消除，精神愉悦。追访年余，血清TC、TG指标一直正常。

【按语】

高脂血症之标是痰瘀为患，其本与肾气不足、脾失运化、肝胆疏泄失司等息息相关。故确立消痰化瘀和络、益肾健脾调肝为治疗大法，拟海藻降脂方。方中淡海藻微苦咸，近代动物实验和临床观察都证明海藻所含的藻胶酸的硫酸化物、海藻多糖等能降血脂，降全血黏稠度，降血浆黏稠度，抗凝，改善微循环，改善血液流变学的异常。其中海藻多糖还有一定的滋补强壮、益肾调肝作用。菟丝子味辛甘，性平，功能补肾养肝，温脾助胃，但补而不峻，温而不燥。柿树叶民间常作单方用治消渴、血证，近代研究表明柿树叶含黄酮甙、胆碱、芦丁、大量维生素C和多种氨基酸，气味清香，能润肺强心，疏肝悦脾，有降脂和改善血液黏度的作用，鲜品疗效更佳。葛根味甘辛，性平，能升发清阳，鼓舞脾胃阳气。药理实验证明，葛根能增加脑及冠状血管的血流量与所含的异黄酮成分、大豆黄酮、大豆黄酮甙等有关。海蛤壳味咸，性平，能化痰饮，消积聚。经测定，海蛤壳含有大量微量元素，与人体脏腑功能及脂质代谢关系密切。诸药合用，切中高脂血症的主要病机，标本兼顾，故疗效满意。

清脂饮

【方源】

《清脂饮治疗高血脂88例疗效观察》[刘杏鑫.实用中西医结合杂志,1997,10(7):630]。

【组成】

葛根20g,生山楂30g,制何首乌30g,萆薢20g,泽泻15g,草决明30g,丹参20g,川芎10g,蒲黄、姜黄各12g,虎杖30g。

肝阳上亢,血压高者加天麻、钩藤、石决明、羚羊角粉以平肝潜阳;心前区闷窒加薤白、全瓜蒌、石菖蒲以通阳开痹;心前区绞痛加水蛭、桃仁以活血化瘀;肝肾阴亏者加枸杞子、女贞子;痰涎壅盛者加胆南星、白僵蚕。

【功效】

活血化瘀,升清泄浊。

【疗效评定】

临床资料:本组88例中,男56例,女32例;年龄35岁以下2例,35~60岁者64例,60岁以上者22例;病程2年以内者6例,2~5年者53例,5年以上者29例。其中单纯高脂血症者32例,伴有高血压者23例,伴有脂肪肝者3例,伴有冠心病者10例,伴有脑动脉硬化者12例,伴有中风史及后遗症者5例，伴有糖尿病者3例。

治疗方法：自拟消脂饮水煎服，每日1剂，早晚各煎服1次，30天为1疗程，2疗程后统计结果。

疗效标准、治疗结果：①治愈：头昏眩晕等自觉症状消失，连续3次血脂测定正常，追访3个月未复发者26例。②显效：自觉症状基本消失，血清TC与TG数值接近正常（或其中一项转为正常）者43例。③好转：自觉症状减轻，血清TC、TG均有不同程度下降者15例。④无效：自觉症状无改善，血脂数值未降或降后又升者4例。总有效率95.45%。

【验案】

患者，男，52岁，干部，1995年5月8日初诊。

患者形体肥胖，长期伏案工作，近3年来经常头昏眩晕，心前区闷窒隐痛，西医诊断为高血脂、高血压、冠心病，长期服用月见草油丸、开富特、心痛定等。经治疗近期血压已稳定，但眩晕反有加剧趋势而改服中药。查血压173/90mmHg，心率72次/分，律齐，A2＞P2，腹部隆起，皮下脂肪层厚。舌质红，苔腻，脉弦滑。心电图示：左室高电压，S－T段压低＞0.05mv。血脂：TC 8.8mmol/L，TG 5.3mmol/L。证属脾不运湿，水谷精微不归正化，凝聚为痰，痰浊壅盛，痹阻脉络。治宜升清泄浊，活血通痹，处方用上述清脂饮加薤白头12g，全瓜蒌30g，石菖蒲10g，水煎服，每日1剂，早晚各服1次。30天后查血脂：TC 6.4mmol/L，TG 2.6mmol/L。原方加减续服1个月，复查血脂均降至正常范围。予上方研末，水泛为丸，每日服2次，每日15g，以巩固疗效。随访半年未复发。

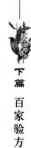

【按语】

清脂饮从调治脾肾立法，以健脾运湿，升清泄浊，活血通瘀入手，以清痰浊生成之源。方中葛根、生山楂、制何首乌、蒲黄、姜黄、草决明、泽泻等经现代药理研究表明均有明显降脂作用；丹参、川芎活血通络，能改善血液流变学指标，加速血液流速，阻止粥样斑块形成。

加味失笑散

【方源】

《失笑散加味治疗高脂血症疗效观察》［苏文弟．天津中医学院学报，1996，（4）：20］。

【组成】

蒲黄15g，五灵脂15g，生黄芪15g，茯苓30g，泽泻15g。

【功效】

活血化瘀，健脾利湿。

【疗效评定】

临床资料：116例随机分为治疗组与对照组各58例。治疗组58例患者中，男性36例，女性22例；年龄39~64岁，平均年龄为53.6±7.9岁；单纯血清TC增高者21例，单纯血清TG增高者14例，两者均增高者23例，血清HDL-C低者23例。对照组中，男性34例，女性24例；年龄36~63岁，平均年龄54.1±8.1岁;单纯血清TC增高者24例,单纯血清TG增高者13例,两者均增高者21例,血清HDL-C低者19例。

治疗方法:治疗组采用加味失笑散。以上药物水煎,每日1剂,分早晚两次服用,疗程30天。对照组应用绞股蓝总甙片治疗,每次口服10mg,每日3次,疗程30天。

疗效标准:①显效:血脂检测达到以下任何一项者:TC下降≥20%或下降了10%以上并恢复到正常水平,TG下降≥40%或下降20%以上并恢复到正常水平,HDL-C上升≥0.26mmol/L。②有效:血脂检测达到以下任何一项者:TC下降≥10%但<20%,TG≥20%但<40%,HDL-C升高≥0.104mmol/L但<0.26mmol/L。③无效:血脂检测未达到有效标准者。

治疗结果:对血清TC高者的疗效:治疗组44例,显效15例(34.1%),有效22例(50%),总有效率84.1%;无效7例,占15.9%。对照组45例,显效12例(26.7%),有效21例(46.7%),总有效率13.3%;无效12例,占26.7%。

对血清TG高者的疗效:治疗组37例,显效11例(29.7%),有效20例(54.1%),总有效率83.8%;无效6例,占16.2%。对照组34例,显效10例(29.4%),有效14例(41.2%),总有效率70.6%;无效10例,占29.4%。

对血清HDL-C低者的疗效:治疗组23例,显效12例(52.2%),有效5例(21.7%),总有效率73.9%;无效6例,占26.1%。对照组19例,显效7例(36.8%),有效5例(26.3%),总有效率63.2%;无效7例,占36.8%。

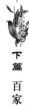

【按语】

失笑散出自《太平惠民和剂局方》，由蒲黄、五灵脂组成，有活血祛瘀，散结的功效。方中蒲黄有明显的降脂效果，增加茯苓、泽泻以健脾化浊。现代医学研究发现泽泻有良好的降脂功效。黄芪补气健脾，有促进代谢的作用，现代药理研究证实黄芪有直接减少内源性 TC 生成的作用。全方合用，共奏补脾消痰，祛湿化瘀之功效，不但可以降低血清 TC、TG 含量，并有提高低血清 HDL-C 的效果。因此，本组方可以从一定程度上有效地预防和阻止动脉硬化及由此而引起的疾病，客观上能起到延缓衰老的作用。

参芪七蛭散

【方源】

《参芪七蛭散治疗高脂血症 108 例》〔张洪林，孙丽君. 中国中医药信息杂志，2000，7（2）：67〕。

【组成】

三七 50g，丹参 150g，黄芪 200g，水蛭 50g。

将三七、黄芪、水蛭切片晒干研末，过 100 目细筛，余下粗末同丹参合并煎液，连煎 3 次，将所得药液过滤后浓缩成膏状，加入三七、水蛭、黄芪末，恒温干燥，研末过 100 目细筛即得。

【功效】

活血化瘀，益气通络。

【疗效评定】

临床资料：108例中，男85例，女23例；年龄31~70岁，其中31~40岁5例，41~50岁24例，51~60岁49例，61~70岁30例；血清TG增高者40例，血清TC高者18例，两者均高者50例；伴高血压者36例，冠心病者18例，脑动脉硬化者10例。

治疗方法：服参芪七蛭散每次5g，每日3次，1个月为1个疗程，3个疗程后进行疗效观察。

疗效标准：①临床治愈：临床症状消失，血脂检测TC、TG均降至正常指标范围内。②显效：临床症状明显好转，血脂检测TG下降≥0.33mmol/L，TC下降≥0.22mmol/L。③有效：临床症状有所减轻，血脂检测TG、TC下降≥0.1mmol/L。④无效：临床症状无改善，血脂检测TG、TC下降均在0.11mmol/L以内。

治疗结果：临床治愈57例，占52.8%；显效48例，占44.4%；有效2例，占1.86%；无效1例，占0.94%，总有效率为99.06%。血清TG平均下降1.92mmol/L，血清TC平均下降1.69mmol/L。

【验案】

洪某，男，54岁，退休工人，1996年10月12日就诊。

自诉半年来经常头痛、头晕、胸闷、失眠、多汗、四肢麻木、便溏，故来诊。现患者面色晦暗，舌质淡，边有瘀斑，尖有瘀点，舌下静脉曲张，色暗，苔薄白，脉弦。心肺听诊及胸部X线片未见异常。血压162/85mmHg。血脂：TG 4.84mmol/L，TC 6.49mmol/L。诊断为高脂血症。给予参芪七蛭散，每次5g，每日3次。坚持服用3个月后诸症消失。血脂：TG 1.08mmol/L，TC 4.82mmol/L。血压125/78mmHg。随诊半年，症状未复发，血清TG、TC指标及血压未再回升。

【按语】

参芪七蛭散旨在活血化瘀通脉。方中三七有活血散瘀的作用，现代药理研究证明此药对冠状动脉、心肌耗氧量、心肌收缩力、心率均有一定的作用，对血液的溶血、凝血有一定影响。丹参活血祛瘀通络，现代药理研究证明能改善心功能，有一定的降低血压作用，且能延长血凝时间，抑制血小板凝集，明显延长特异性血栓形成时间和纤维蛋白血栓形成时间。水蛭活血通络，其含水蛭素，能抗血液凝固，还能分泌一种组织胺样物质，扩张毛细血管。黄芪补气，气旺则血旺，使气行血活。诸药合用，共奏活血通脉，祛瘀生新之功效，从而获得显著疗效。

化痰渗湿类方

化痰降脂饮

【方源】

《高脂血症辨证治疗经验浅谈》[乔振纲,吴燕燕,乔艳华.光明中医,1996,5(9)]。

【组成】

泽泻30g,白术10g,半夏9g,猪苓30g,橘红13g,山药10g,生何首乌15g,生山楂10g,薏苡仁15g,车前草15g。

头晕明显者加天麻15g;视物昏糊者加菊花9g,枸杞子13g;腻苔难化者加藿香9g,佩兰9g。

【功效】

健脾化痰,淡渗利湿。

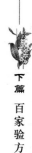

【验案】

管某，男63岁，1991年11月12日初诊。

患者1年来经常出现胸闷，气短，活动后减轻，血脂检查各项指标均异常。脑血流图查示：动脉硬化Ⅱ度。诊为高脂血症。服用烟酸肌醇及心脉宁3个月，胸闷气短减轻，但血脂变化不大，特求中医诊治。现自觉胸闷气短，身重，乏力，有时头晕，口和，大便黏腻不爽。查见形体肥胖（体重83kg）。舌淡红，苔白腻，脉濡缓。血脂：TC 16.58mmol/L，TG 7.6mmol/L，APOB 7.2mmol/L。血压125/95mmHg。

辨证：痰湿内蕴，气化受阻。

治则：健脾化痰，淡渗利湿。

处方：化痰降脂饮化裁。泽泻30g，白术10g，半夏9g，猪苓30g，桂枝7g，山药15g，生何首乌15g，薏苡仁15g，生山楂13g，天麻13g，佩兰9g，车前草15g。每日1剂，水煎服。

12月5日二诊：上方续服19剂，身重乏力明显减轻，体重下降3.2kg。效不更方，仍宗上方出入。续服30余剂，体重下降3.7kg，臃肿体态渐消，与前判若两人。继以泽泻15g，生山楂13g，车前草15g，生何首乌15g，枸杞子13g煎汤代茶，每天频饮。坚持1个月，诸症皆失。血脂复查，各项指标均在正常范围。

【按语】

高脂血症多见于形体肥胖之人。此类患者大都经济状况良好，易恣食肥甘，以酒为浆而内酿湿热，湿热困脾，健运失职；津液代谢障碍，加之热邪煎熬，湿邪凝聚为痰，痰乃有形邪质，累积皮下则肥胖臃肿，渗润血中，则血液黏稠；痰性黏腻，易遏气机，痰湿蕴结，阻碍气化，升清失常，故见身重乏力、胸闷短气、头晕、健忘诸症。治宜健脾化痰，淡渗利湿。化痰降脂饮以五苓散为基础，酌加白术、山药、薏苡仁等健脾之品，佐以山楂活血化瘀，则标本兼顾。

化痰降浊汤

【方源】

《浦家祚从痰论治高脂血症经验》[赵世珂，郭立华. 山东中医杂志，1999，18（1）：33]。

【组成】

半夏10g，陈皮10g，甘草3g，泽泻10g，薏苡仁30g，茵陈20g，瓜蒌15g，焦山楂10g，荷叶10g，郁金10g。

脾虚者加人参、白术、黄芪健脾益气；肾虚加何首乌、黄精、杜仲补肾益精；肝气郁结、肝阳上亢加决明子、钩藤清泄肝胆郁热；气滞血瘀加香附、丹参、赤芍、桃仁理气活血。

【功效】

祛痰化湿，升清降浊。

【验案】

患者，男，55岁，1996年2月初诊。

近 2 年自觉头晕目眩，头身困重，口中黏腻发甘，右臂麻木不适，食欲欠佳，大便黏滞不爽，多次查血脂高于正常。舌苔白厚腻，脉弦滑。血压 173/113mmHg。血脂：TC 8.05mmol/L，TG 2.02 mmol/L。

诊断：高脂血症，高血压病。

处方：化痰降浊汤加减。陈皮、半夏、泽泻、郁金各 10g，瓜蒌、茯苓、茵陈、焦山楂各 15g，薏苡仁 30g。水煎服，每日 1 剂。停用其他降脂药，降压药继用。

连服 6 剂，感周身舒适，口中黏腻感消失，仍肢体麻木，苔稍腻。上方加丝瓜络 10g，连服 18 剂，自觉症状消失，纳食增加。复查血脂：TC 6.28 mmol/L，TG 1.46 mmol/L。

【按语】

高脂血症的形成与痰浊凝聚密切相关。血脂犹如营血津液，为人体水谷化生之精微物质，输布全身，贯注血脉，以温煦肌肤，濡养五脏百骸。煦濡相得，水精四布，五经并行，痰浊无从产生。如果脏腑功能失调，水津停滞成饮，精化为浊，痰浊内聚，则成本症。浊脂沉积，血流受阻，可致血压升高；痹阻心脉，可致胸痹心痛；阻塞脑窍，可致昏仆中风。据证立法，宜祛痰化湿，升清降浊。用半夏、陈皮燥湿化痰，陈皮尚能行气，使气顺痰降，气行痰化。茯苓、薏苡仁健脾化湿；泽泻利水渗湿；荷叶芳香化湿；茵陈利胆祛湿；郁金活血行气，利胆解郁。

调脂康

【方源】

《杨牧祥教授从痰瘀论治高脂血症经验》[李进龙,田元祥,王志波,魏萱.河北中医,2006,28(3):165]。

【组成】

橘络6g,炙黄芪15g,炒白术10g,清半夏10g,泽泻10g,丹参15g,姜黄10g,虎杖15g。

腰膝酸软,筋骨无力,肝肾亏虚的老年人或体弱者,酌加桑寄生15g,杜仲10g,以补肾壮腰;头痛经久不愈,痛如锥刺不移,入夜尤甚,血瘀脑络者,酌加川芎15g,水蛭3g,全蝎(研末装胶囊冲服)3g,以加强祛瘀通络之力;胁肋胀痛,急躁易怒,肝郁气滞者加柴胡10g,郁金10g,香附10g,川楝子10g,以疏肝理气;头晕且胀,面红目赤,胁肋灼痛,肝郁化火者,加栀子10g,龙胆草6g,黄芩10g,以清肝泻火;眩晕耳鸣,头目胀痛,头重脚轻,肝阳偏亢者,加钩藤10g,刺蒺藜10g,生石决明(先煎)15g,以平肝潜阳;胸闷刺痛阵作,胸阳不宣,心脉瘀阻者,加薤白10g,瓜蒌10g,赤芍10g,川芎15g,以宣通心阳,活血通脉;肢体麻木,痰瘀阻络者,加胆南星10g,地龙10g,鸡血藤30g,以化痰祛瘀,活血通络;大便干结难下,热郁津亏者,加大黄10g,生地黄15g,玄参15g,麦冬15g,以泄热增液通便;月经后期或痛

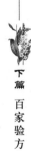

经,经色紫暗夹块者,加泽兰12g,益母草10g,桃仁10g,红花10g,以化瘀调经。

【功效】

化痰降浊,活血化瘀,健脾益气。

【验案】

患者,男,45岁,已婚,2003年9月5日初诊。

眩晕头痛,头重如蒙2年余,近日加剧,伴胸闷腹胀,便溏不爽,舌淡红而暗,苔白腻,脉弦涩。体温37℃,脉搏73次/分,呼吸18次/分,血压130/80mmHg。血脂:TC 5.73 mmol/L,TG 2.79 mmol/L,HDL-C 0.87 mmol/L,LDL-C 3.77 mmol/L。

西医诊断:高脂血症。

中医诊断:眩晕,痰瘀兼夹证。

治则:健脾化湿,祛痰降浊,活血化瘀。

处方:调脂康加味。橘络6g,炙黄芪15g,炒白术10g,清半夏10g,泽泻10g,丹参15g,姜黄10g,虎杖15g,茯苓15g,天麻10g,陈皮10g,瓜蒌10g。15剂,每日1剂,水煎服。嘱患者少食肥甘厚味及辛辣之物,忌酒。

2003年9月20日二诊:眩晕头痛已减,仍胸闷腹胀,便溏不爽,舌淡红而暗,白腻苔渐退,脉弦略涩。上方减天麻,加薤白10g,薏苡仁10g,砂仁6g。

2003年10月10日三诊:眩晕头痛,头重如蒙,胸闷腹胀诸症明显减轻,舌淡红稍暗,苔白略腻,脉弦。复查血脂:TC 5.35 mmol/L,TG 1.87 mmol/L,HDL-C 1.72 mmol/L,LDL-C 3.26 mmol/L。前方减瓜蒌、薤白、砂仁,继服20剂。

2003年10月30日四诊：眩晕头痛，头重如蒙，胸闷腹胀诸症皆无，舌淡红，苔薄白，脉略弦。复查血脂：TC 4.96 mmol/L，TG 0.69 mmol/L，HDL－C 1.75 mmol/L，LDL－C 3.11 mmol/L。

该患者经2个月治疗，诸症悉平。随访2年未复发，达到临床控制标准。

【按语】

调脂康中橘络理气、化痰、通络，为主药；半夏燥湿消痰，泽泻渗湿降浊，以杜生痰之源；虎杖化痰活血兼能清热利湿；丹参、姜黄活血行气，气血一行，则水湿疏布，痰涎无以流注，三药共助橘络顺气通络之力；炙黄芪、炒白术益气健脾化湿，助化痰降浊，行气祛瘀之力。

固本清源降脂膏

【方源】

《全国名老中医颜德馨教授首创"衡法"的学术思想和临床应用》[范征吟.上海医药，2001，22（10）：467]。

【组成】

黄芪、生蒲黄、海藻、山楂、苍术、虎杖、决明子。

【功效】

益气，健脾，泄浊。

【验案】

杨某，女。

高血压、糖尿病、高脂血症，脾肾两虚、痰瘀交困案，辛巳大雪定膏方。肝肾不足，气阴两亏，痰瘀内绊，随有高血压，血脂高及消渴之证，正虚邪实。胆失中正之权，胆石内生，头痛失眠，带多口苦，食入运迟，腰酸乏力，脉弦数，舌红苔腻，脸色苍而不华，眼眶色黑。兹值冬藏之际，当疏肝利胆，益气养阴，健脾化渴，固本清源，以冀康复。

处方：黄芪300g，生蒲黄（包煎）90g，海藻90g，生山楂150g，虎杖150g，决明子150g，吉林人参（另煎冲）60g，小青皮90g，生薏苡仁300g，西洋参（另煎冲）60g，炒山栀90g，红花90g，苍白术各90g，椿根皮90g，桃仁90g，云苓90g，柴胡90g，紫丹参150g，地锦草300g，川芎90g，木香90g，知柏各90g，法半夏90g，炒枳实90g，酸枣仁150g，肥玉竹150g，炙远志90g，厚杜仲90g，川连30g，泽兰泻各90g，川续断90g，生麦芽300g，川牛膝90g，檀香15g，灵芝90g，甘草30g。诸味煎浓汁，文火熬糊，入鳖甲胶90g，驴皮胶90g，白糖1斤，熔化收膏，每晨以沸水冲饮1匙。

【按语】

膏方，又称"煎膏"、"膏滋"，是中医治疗学的一个重要组成部分，在防病治病中起到了很大的作用。膏方并非单纯的补剂，而是包含着救偏却病的双重意义，因病致虚、因虚致病，均适宜用膏方，而且更是治疗慢性疾病、功能性疾病的最佳剂型。"冬主收藏，春主生发"，冬令进膏，通过冬天的调整、治疗，常可转变患者的体质，调节其病理状态，可期在来年开春之时收到气血调达,阴阳平衡之效。颜德馨教授临床数十载,创立衡法学说,并以此学说为指导拟订膏方。对于高脂血症的治疗,颜老比较强调两个方面:一是认为本病"病涉五脏,独重于脾",喜用健脾祛湿药,如苍白术等;二是强调"痰瘀同治,调气为先",认为痰瘀交困为病是高脂血症的重要病机。故治疗时颜老注重益气、健脾、泄浊,其经验方主药为黄芪、生蒲黄、海藻、山楂、苍术、虎杖、决明子。黄芪伍苍术有补气健脾,复脾升清降浊之能,且补而不滞,可谓治本;生蒲黄、虎杖、海藻、决明子、山楂配合则能使瘀去痰消,可谓治标。

本方的治疗之法,在于固本清源,详察标本虚实,有的放矢。除此以外,加泽兰、泽泻、决明子、生山楂、生麦芽为血脂升高而设。祛痰之余,若再伍以丹参、桃仁、红花、川芎、牛膝活血祛瘀,庶可痰消瘀去。而对其本虚,颜老则常加人参、西洋参、杜仲、川断、灵芝、酸枣仁、远志、玉竹益气养阴。俾气血平和,脏腑协调,达到邪去正安之目的。取膏方治疗慢性病,既可扶正以强身,又能祛邪以治病,确有固本清源之效。

半夏白术天麻汤加减方

【方源】

《半夏白术天麻汤加减治疗高脂血症98例临床观察》[王金凤. 新疆中医药, 2002, 20 (5): 16]。

【组成】

半夏、白术各15g，人参3g，升麻10g，水蛭、全蝎各6g，茯苓、泽泻、天麻、山茱萸各12g。

【功效】

益气降浊，祛痰化瘀。

【疗效评定】

临床资料：98例患者中，男性62例，女性36例；年龄35~76岁，平均年龄61.3岁；病程最短3个月，最长10年。其中合并高血压46例，脑梗死24例，冠心病22例，高黏血症54例。治疗时间，最短2个月，最长6个月。

治疗方法：半夏白术天麻汤加减。水煎服，开始两个月每日1剂，两个月后隔日1剂或1周2剂服用。

疗效标准：①显效：血脂检测TC下降≤6.0mmol/L，TG下降≤1.24mmol/L。②有效：血脂检测TG、TC虽未达正常值，但均下降50%以上。③无效：血脂检测指标达不到上述指标要求。

治疗结果：显效90例，占89.9%；有效7例，占7.1%；无效1例，占3%。总有效率为97%。

【按语】

半夏白术天麻汤出自《医学心悟》："有痰湿壅遏者，书云：头旋眼花，非天麻、半夏不除是也，半夏白术天麻汤主治。"半夏白术天麻汤加减治疗高脂血症，取半夏降浊化痰为主药；人参、白术健脾益气，升麻升阳以助人参、白术之力；茯苓、泽泻祛湿化浊，以治生痰之源；水蛭活血散瘀；天麻、全蝎解痉息风，缓解血管痉挛，以利祛痰化瘀；山茱萸补益肝肾。诸药合用，可奏益气降浊，祛痰化瘀之功，从而达到标本兼治之目的。

健脾降脂汤

【方源】

《"健脾降脂汤"治疗高脂血症77例临床观察》[曾常春，李承哲，熊文生．江西中医药，2004，25（4）：21]。

【组成】

苍术12g，石菖蒲15g，泽泻15g，法半夏10g，茯苓20g，白术12g，薏苡仁20g，木香10g，川芎10g，丹参15g，山楂15g，甘草5g。

水煎，每日1剂，分3次服。

【功效】

健脾化痰，活血化瘀。

【疗效评定】

临床资料：病例133例，其中男72例，女61例；年龄32～70岁，平均年龄56.4岁。随机分成两组，治疗组77例，对照组56例。其中单纯血清TC升高者43例，单纯血清TG升高者47例，两者均升高者43例。

治疗方法：治疗组服用自拟健脾降脂汤，水煎，每日1

剂，分3次服。对照组口服非诺贝特片，每次0.1g，每日3次，饭后0.5小时服用。两组均以28天为1个疗程，共治疗2个疗程。

疗效标准：参照《中药新药临床研究指导原则》相关标准：①显效：血脂检测TC、TG下降≥40%，或HDL-C升高≥0.26mmol/L。②有效：血脂检测TC、TG下降20%~40%（不含40%），或HDL-C上升0.10~0.26mmol/L（不含0.26mmol/L）。③无效：血脂检测未达到有效指标。

治疗结果：治疗组77例中，显效44例，有效26例，无效7例，总有效率90.91%；对照组56例中，显效31例，有效16例，无效9例，总有效率83.93%。治疗前后血脂变化两组比较，治疗前血清TC、TG、HDL-C均无明显差别，治疗组治疗后血清HDL-C明显高于对照组（$P<0.05$）。说明健脾降脂汤不仅可以抑制血液中脂质的升高，还可以促进血液中过剩脂质的降解，调节机体脂质代谢。

【按语】

高脂血症属中医学痰湿、血瘀范畴。因此在治疗上主要从健脾化痰利湿，活血化瘀入手。全方以苍术、石菖蒲健脾胃、化痰浊为主药，配法半夏、白术、薏苡仁健脾燥湿，泽泻、茯苓利水化湿，木香理气，川芎、丹参、山楂活气血、化瘀浊，甘草调和诸药。现代药理研究表明，泽泻、丹参、山楂、薏苡仁等有降低血清TC、TG及升高HDL-C的作用。

二陈汤

【方源】

《太平惠民和剂局方》。

【组成】

半夏15g,陈皮15g,茯苓20g,甘草6g,生姜7片,乌梅6g。

【功效】

理气化痰,健脾和中。

【疗效评定】

临床资料:50例观察病例为门诊或住院患者。病例入选的中医辨证标准参照《中药新药临床研究指导原则》高脂血症中的痰浊阻遏证的临床表现,即主症:形体肥胖,头重如裹,胸闷,呕恶痰涎,肢麻沉重,舌胖,苔滑腻,脉弦滑。次症:心悸,失眠,口淡,食少。其中男28例,女22例;年龄34~70岁,平均(47.63±5.41)岁;病程0.6~24年,平均8.7±3.1年。其中单纯高脂血症6例,合并冠心病11例,高血压病19例,脂肪肝12例,视网膜病变2例。

治疗方法:治疗组给予二陈汤,临床随症加减,每日1剂,水煎至300ml,每次口服100ml,每日分3次温服。4周为

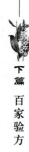

1个疗程，疗程结束后，停药3日复查。

疗效标准：参照《中药新药临床研究指导原则》中"中药新药治疗高脂血症的临床研究指导原则"制定标准：①临床控制：临床症状、体征消失或基本消失，证候积分减少≥95%。②显效：临床症状、体征明显改善，证候积分减少70%~94%。③有效：临床症状、体征有好转，证候积分减少30%~69%。④无效：临床症状、体征无明显改变，甚或加重，证候积分减少不足30%。

治疗结果：治疗组50例中临床控制8例，显效24例，有效14例，无效4例。总有效率为92%。

资料来源：《二陈汤治疗高脂血症50例临床观察》[孟庆坤，王培华，王丽，曹志群，孙蓉．中药药理与临床，2007，23（6）：75］。

【按语】

二陈汤"为治痰妙剂，其于上下左右，无所不宜"。功善燥湿化痰，理气和中，后世医家在阐明本方的配伍关系时，皆着眼于半夏、陈皮、茯苓、甘草四药，而对方中的乌梅、生姜却很少论及。方中半夏、陈皮、茯苓、甘草健脾燥湿化痰，理气和中；而方中乌梅、生姜寓收于散，相反相成，具有调理肺脏宣发之功；半夏、陈皮、甘草辛甘发散，助肺之宣发，以利清浊之运化。故二陈汤除通过理气化痰，健脾和中调脂外，调理肺之宣发功能，亦是二陈汤调脂的重要途径。

复方降脂汤

【方源】

《复方降脂汤治疗高脂血症》〔支元林.山东中医杂志，2003，22（8）：475〕。

【组成】

草决明30g，泽泻10g，茵陈30g，山楂30g，丹参20g，虎杖15g，郁金15g，何首乌30g，白豆蔻12g，佩兰12g，当归15g，葛根20g。

脾虚湿盛加党参、白术、茯苓、半夏、陈皮；气滞血瘀加赤芍、川芎、白术、红花；气阴两虚加白芍、枸杞子、熟地黄、桑寄生。

水煎2次，混合为450ml，分2次温服，每日1剂。

【功效】

散瘀祛浊，补益肝肾。

【疗效评定】

临床资料：40例患者中，男27例，女13例；年龄35~49岁25例，50~70岁15例；病程1~5年30例，>5年10例；合并高血压15例，动脉硬化性心脏病5例，脂肪肝11例。多数患者表现为形体较胖，头晕头重，目眩，肢体沉重或麻木，倦怠无力，胸闷，恶心欲吐，嗜睡，健忘失眠，舌质紫

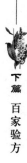

暗，苔腻，脉弦滑。少数患者形体消瘦，头痛头胀，腰膝酸软，健忘遗精，五心烦热，口舌干燥，舌红少津，脉细数。40例均经实验室检查确诊。

治疗方法：复方降脂汤，15天为1个疗程，服3个疗程评定疗效。

治疗结果：40例中，治愈（头晕头胀、目眩、肢体沉重或麻木、胸闷、恶心、嗜睡、健忘失眠症状消失；肥胖者体重减轻，血脂降至正常）28例；好转（头晕头胀、目眩、肢体沉重或麻木、胸闷、恶心、嗜睡、健忘失眠症状明显改善或消失；血脂显著降低）9例；无效（症状持续存在，无明显改善，血脂无变化）3例。总有效率为92.5%。

【验案】

患者，男，52岁，2001年10月初诊。

头晕，头重，肢体沉重，倦怠无力，健忘失眠，腰膝酸软，舌质淡，脉沉细。血脂：TG 5.30 mmol/L，TC 8.14 mmol/L。B超示：脂肪肝。

治则：补益肝肾，降脂祛浊。

处方：复方降脂汤加减。草决明30g，丹参15g，白芍20g，枸杞子15g，熟地黄30g，何首乌30g，桑寄生15g，郁金15g，泽泻12g，白豆蔻仁10g，山楂30g。水煎2次，混合为450ml，分两次温服，每日1剂。

服药1个疗程症状减轻，服药3个疗程，查血脂已基本正常。B超：脂肪肝好转。上药巩固1周。随访1年无复发。

【按语】

复方降脂汤中草决明、泽泻、茵陈、虎杖、佩兰清热渗湿祛浊；山楂、白豆蔻健胃消食；丹参、郁金、当归、何首乌活血散瘀，滋补肝肾。诸药合用，共奏健脾渗湿，活血散瘀祛浊，补肝肾之功效。

化痰消脂汤

【方源】

《化痰除湿法治疗高脂血症38例》[陈支红．现代中西医结合杂志，2003，12（21）：2333］。

【组成】

法半夏、陈皮、茯苓、胆南星、苍术各10g，生大黄15g，山楂、干荷叶、石菖蒲各10g，泽泻15g，甘草6g，茵陈30g。

【功效】

化痰渗湿。

【疗效评定】

临床资料：本组38例均为门诊和住院经确诊为高脂血症的患者，其中男26例，女12例；年龄48~72岁，平均61.2岁。

治疗方法：采用上方治疗，每日3次，每次200ml，每日1剂。服药14天为1个疗程，连服2~3个疗程。

疗效标准：参照《中药新药临床研究指导原则》相关标准：①显效：血脂检测达到以下任一项者：TC下降≥20%，

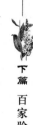

TG下降≥40%，HDL-C上升≥0.11mmol/L。②有效：血脂检测达到以下任一项者：TC下降10%~20%，TG下降20%~40%，HDL-C上升0.044~0.11mmol/L。③无效：未达到有效标准者。

治疗结果：本组显效20例，有效15例，无效3例，总有效率为92.1%。

【验案】

患者，58岁，2001年3月18日入院。

头晕、胸闷反复发作2年余。既往有冠心病病史。入院时症见：形体肥胖，头晕头重，肢体困倦，伴胸闷心悸，食少多寐。舌淡红，苔白腻，脉濡滑。血脂：TG 2.8 mmol/L，TC 9.6 mmol/L，HDL-C 0.33mmol/L。

入院诊断：眩晕，证属痰湿中阻。

治则：化痰除湿。

处方：化痰消脂汤，每日1剂，水煎服。

药进7剂，诸症减轻。守方续进21剂，诸症消失，血脂恢复正常（TG 1.08 mmol/L，TC 4.86 mmol/L，HDL-C 0.56 mmol/L）。嘱继续服药巩固，低脂饮食，适当运动，随访1年未见复发。

【按语】

高脂血症的主要病理当责之于痰湿，辨证治疗应从化痰除湿入手。降脂汤中法半夏、陈皮、苍术、胆南星等药物荡涤痰浊，化痰去脂；现代药理研究表明泽泻、山楂、荷叶有降血脂作用；大黄中所含大黄多糖有明显的降血脂作用，为治痰浊实证之要药，有调中化食，安和五脏，祛病轻身，荡涤痰浊，推陈致新之功；茵陈有降血脂和抗血管硬化之用。诸药相配，共奏化痰除湿去脂之功，具有降低血清 TG 和 TC 水平、提高血清 HDL-C 水平的作用，标本兼治，使痰无所聚，湿无所生。

化痰通瘀汤

【方源】

《化痰通瘀汤治疗高脂血症 50 例》［唐晓晨．辽宁中医杂志，2004，31（10）：830］。

【组成】

半夏、橘红各 20g，山楂 30g，茯苓 15g，白术 12g，泽泻 15g，姜黄、丹参各 10g。

眩晕加天麻，乏力加杜仲，胸闷加红花。

【功效】

化痰渗湿，活血通络。

【疗效评定】

临床资料：本组 50 例中，男 31 例，女 19 例；年龄最小 38 岁，最大 72 岁，平均 59.2 岁；病程最短 6 个月，最长 10 年。其中并发冠心病 15 例，高血压病 31 例，高黏血症 28 例。

治疗方法：全部病历均采用化痰通瘀汤，水煎服，每日 1 剂，分 2 次煎，2 剂混合，分 2 次服。治疗时间 1～3 个月。

疗效标准、治疗结果：①临床控制：临床症状、体征消

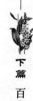

失,实验室检查各项指标恢复正常,9例。②显效:临床症状、体征明显改善,血脂检测达到以下任何一项者:TC下降≥20%;TG下降≥40%;HDL-C上升≥0.26mmol/L,21例。③有效:临床症状、体征有所改善,血脂检测达到以下任何一项者:TC下降≥10%但<20%;TG下降≥10%但<20%;HDL-C上升≥0.104mmol/L但<0.26mmol/L,17例。④未愈:临床症状、体征无改善,血脂检测未达到上述标准者3例。总有效率为94%。

【验案】

陈某,男,64岁。

因头晕反复发作近10年加剧1个月就诊。现见头晕如蒙,心烦少寐,疲倦乏力,耳鸣纳呆。舌红,苔浊腻,脉弦滑。血脂:TC 6.22mmol/L,TG 2.71mmol/L。血压140/85mmHg。

中医诊断:眩晕,证属痰浊内阻。

西医诊断:高脂血症。

处方:化痰通瘀汤,每日1剂。并嘱饮食清淡。

治疗1个月后,头晕乏力等症状减轻。复查血脂:TC 5.45mmol/L,TG 1.63mmol/L。

【按语】

高脂血症的治疗应在化痰的同时,加用活血化瘀药物以疏通血脉,使脉络通畅,以助疗效。化痰通瘀汤即以治痰之通剂二陈汤为基础配合活血药物化裁而来。方中半夏、橘红燥湿化痰,健脾理气,二者相须为用,为方中主药;白术、茯苓、泽泻健脾渗湿,使湿去脾旺而痰无以生;山楂功能消食化积,活血化瘀,尤能消化油腻肉积,为本方另一要药,故重用之;丹参、姜黄二味功能活血化瘀，为辅药。诸药合用，共奏化痰渗湿，活血化瘀之功。

化浊降脂汤

【方源】

《化浊降脂汤治疗高脂血症100例总结》[舒春兰，周林生.湖南中医杂志，2003，19（2）：7]。

【组成】

苍术10g，法半夏10g，泽泻10g，胆南星5g，何首乌20g，桑椹15g，沙蒺藜10g，蒲黄（冲）6g，草决明15g，茵陈10g，山楂10g，荷叶（鲜荷叶可用40g）15g，虎杖10g，三七（碾粉冲服）6g。

【功效】

化浊通瘀，健脾益肾。

【疗效评定】

临床资料：160例均为门诊和住院患者。治疗组100例中，男性71例，女性29例；年龄最大64岁，最小29岁，平均47.37±11.12岁；病程0.5～22.6年，平均5.8±3.2年；其中血清TG高者23例，血清TC高者29例，混合型者48例；合并脑动脉硬化10例，高血压病15例。对照组60例中，男性42例，女性18例；年龄最大60岁，最小38岁，平均

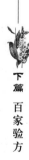

49.43±9.05 岁；病程 1.2±25.4 年，平均 5.4±2.1 年；其中血清 TG 高者 11 例，血清 TC 高者 17 例，混合型者 32 例；合并脑动脉硬化 6 例，高血压 8 例。

治疗方法：治疗组以自拟化浊降脂汤治疗，每日 1 剂，水煎服，每日 2 次。对照组予血脂康 0.6g（每粒 0.3g），每日 2 次。两组均以 1 个月为 1 个疗程，一般 2 个疗程后统计疗效。

疗效标准：参照《中药新药临床研究指导原则》相关标准：①临床控制：临床症状、体征消失，实验室各项检查恢复正常。②显效：临床症状、体征基本消失，血脂检测达到以下任一项者：TC 下降≥20%，TG 下降≥40%，HDL-C 上升≥0.26mmol/L，TC-HDL-C/HDL-C 下降≥20%。③有效：血脂检测达到以下任一项者：TC 下降≥10% 但＜20%，TG 下降≥20% 但＜40%，HDL-C 上升≥0.104mmol/L 但＜0.26mmol/L，TC-HDL-C/HDL-C 下降≥10% 但＜20%。④无效：治疗后症状、体征与血脂检测无明显改善。

治疗结果：治疗组 100 例，临床控制 13 例，显效 30 例，有效 48 例，无效 9 例，总有效率 91.0%。对照组 60 例，临床控制 5 例，显效 10 例，有效 35 例，无效 10 例，总有效率 83.3%。

【按语】

化浊降脂汤旨在化浊通瘀，佐以益肾健脾。方中苍术、法夏、泽泻、胆南星健脾利湿，化痰降浊；山楂健胃消食；荷叶芳香化浊；蒲黄、三七通瘀活血，软坚通脉；何首乌、桑椹、沙蒺藜滋肾养肝；草决明、茵陈、虎杖清肝利胆，通畅腑道。

加减参苓白术散

【方源】

《健脾化湿法治疗高脂血症78例观察》[麻春杰,丁连平.现代中西医结合杂志,2002,11(4):321]。

【组成】

党参10g,茯苓15g,炒白扁豆10g,山药15g,薏苡仁30g,炒白术10g,泽泻10g,砂仁10g,山楂15g,蒲黄10g,丹参15g。

血压高者加钩藤(后下)10g,生龙牡(先煎)各30g;大便秘结者加大黄10g;痰盛者加二陈汤。

【功效】

健脾渗湿,活血化瘀。

【疗效评定】

临床资料:男41例,女37例;年龄26~73岁,平均51.2岁。全部为门诊患者。

治疗方法:78例患者均采用健脾化湿法,以参苓白术散加减治疗。每日1剂,水煎分2次温服,30天为1个疗程。服药期间控制脂肪摄入量。全部患者观察1个疗程后复查血脂。

疗效标准:①临床控制:临床症状及体征消失,实验室各项检查恢复正常。②显效:临床症状及体征基本消失,血脂检

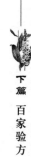

测指标达到以下任一项者：TC 下降≥20%，TG 下降≥40%，HDL-C 上升≥0.26mmol/L，TC-HDL-C/HDL-C 下降≥20%。③有效：血脂检测指标达到以下任一项者：TC 下降 10%～20%，TG 下降 20%～40%，HDL-C 上升 0.104～0.26mmol/L，TC-HDL-C/HDL-C 下降 10%～20%。④无效：治疗后症状及体征与血脂检测无明显改善。

治疗结果：临床控制 42 例，占 53.9%；显效 18 例，占 23.1%；有效 15 例，占 19.2%；无效 3 例，占 3.8%。总有效率为 96.2%。

【验案】

患者，男，48 岁，1998 年 4 月 6 日就诊。

患者体胖，嗜酒肉，3 年来时常感到胸闷，头晕，神疲乏力，未引起注意。近日症状明显加重，并且出现双上肢麻木沉重，方来就诊。查舌质淡胖大，有齿痕，苔厚腻，脉濡滑。血压 158/113mmHg。血脂：TC 8.1mmol/L，TG 4.5mmol/L，余未见明显异常。

诊断为高脂血症，属脾虚湿盛之证。拟健脾化湿法，予基本方加陈皮 10g，半夏 8g，甘草 10g。

服药半个疗程临床症状明显减轻。继服半个疗程复查血脂：TC 5.2mmol/L，TG 1.3mmol/L。体重下降 6%，血压为 135/83mmHg。舌淡红，苔薄，脉滑。感觉全身清爽，精神振奋，无任何不适。

【按语】

高脂血症若因脾运不足，水谷不能化为精微，聚湿为痰为浊，为膏为脂，血脉因而壅塞不通所致，或因过食膏粱厚味或嗜酒无度，化湿酿痰而致，属脾虚湿盛之证。治疗应以健脾化湿为基本大法，予参苓白术散加减治疗。方中党参、山药益气健脾；白术、茯苓、泽泻、薏苡仁、扁豆健脾渗湿；砂仁醒脾理气。以上诸药配伍可促使脾健运，痰湿化，膏脂除，血脂得降，进一步恢复了脾胃的正常运化功能。过食肥甘，酿湿化痰，痰湿郁久易致脉络瘀阻，故加丹参、蒲黄活血通络，疏通血脉。

自拟降脂方

【方源】

《降脂方治疗高脂血症56例疗效观察》[许茶香．湖南中医杂志，2003，19（5）：5]。

【组成】

黄芪30g，白术10g，陈皮10g，茯苓15g，半夏10g，泽泻10g，丹参15g，生蒲黄（布包）15g，红花10g，地龙20g，山楂10g，草决明15g，何首乌15g。

【功效】

化痰渗湿，活血化瘀。

【疗效评定】

临床资料：两组共86例患者。治疗组56例中，男35例，女21例；年龄40～76岁，平均53.5岁；病程1个月～12年；

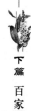

合并冠心病者6例,高血压病者10例,脂肪肝者4例,脑动脉硬化者15例。对照组30例中,男18例,女12例;年龄41~75岁,平均54.6岁;病程1个月~11年;冠心病者3例,高血压病者6例,脂肪肝者2例,脑动脉硬化者7例。

治疗方法:治疗组自拟降脂方治疗,每日两次,早晚温服。对照组口服血脂康胶囊,每次0.6g,每日两次。两组均以60天为1个疗程。治疗前1周和服药期间均停用其他降脂药物。

疗效标准:参照《中药新药临床研究指导原则》相关标准:①临床控制:临床症状、体征消失或基本消失,实验室各项检测指标恢复正常。②显效:临床症状、体征明显改善,血脂检测达到以下任一项者,即 TC 下降≥20%,TG 下降≥40%,HDL-C 上升≥0.26mmol/L,TC-HDL-C/HDL-C 下降≥20%。③有效:临床症状、体征均有所好转,血脂检测达到以下任一项者,即 TC 下降≥10%且<20%,TG 下降≥20%且<40%,HDL-C 上升≥0.104mmol/L 且<0.26mmol/L,TC-HDL-C/HDL-C 下降≥10%且<20%。④无效:治疗后症状、体征无明显改善,甚或加重,血脂检测未达到上述标准者。

治疗结果:治疗组56例,临床控制11例,显效27例,有效13例,无效5例,总有效率为91.0%。对照组30例,临床控制4例,显效11例,有效11例,无效4例,总有效率为86.67%。

【按语】

降脂方旨在健脾益气,化痰祛湿,活血化瘀。方中重用黄芪益气扶正，升清降浊，促进气化，气旺则血行、津行；白术健脾利水，使中州得健，水谷得化，精微得布；陈皮、法夏、茯苓、泽泻化痰祛湿泄浊；丹参、生蒲黄、红花、地龙活血化瘀通络；山楂行气化痰，消食健脾；草决明、何首乌润肠通便泄浊。现代药理研究表明，红花、何首乌能明显降低血清 TC 和 TG，提高实验动物血清 HDL-C 与 TG 的比值；山楂能抑制 TC 的合成；丹参可降低肝脏中脂类含量；黄芪有明显的抗脂质过氧化作用和增强机体免疫功能；泽泻含有三萜类，有降脂作用；生蒲黄能抑制肠道吸收 TC，改变血脂成分。诸药合用，标本兼治，痰瘀同治，有较好的降血脂、改善血液黏滞度的作用。

降脂散

【方源】

《降脂散治疗高脂血症 45 例》[蒋玉清．四川中医，2002，20（2）：41]。

【组成】

党参、何首乌、山楂各 90g，茯苓、白术、泽泻、生大黄、丹参、决明子各 60g，陈皮、半夏、甘草、郁金、姜黄、荷叶各 30g。

上味共为细末，每服 10g，每日 3 次，温水吞服。

【功效】

化痰渗湿，活血通络。

【疗效评定】

临床资料：本组86例，均为门诊患者，随机分为两组。治疗组45例，其中男35例，女10例；年龄最大者78岁，最小者34岁，平均年龄51.5岁；合并冠心病者10例，高血压者15例。对照组41例，其中男28例，女13例；年龄最大者76岁，最小者35岁，平均53岁；合并高血压者10例，冠心病者15例。

治疗方法：治疗组：降脂散两个月为1个疗程。对照组：地奥脂必妥3片，每日3次，两个月为1个疗程。

疗效标准：①显效：血脂检测TC下降≥20%，或TG下降≥40%，或LDL-C下降≥30%。②有效：血脂检测TC下降≥10%，或TG下降≥20%，或LDL-C下降20%~30%。③无效：血清检测未达到有效标准。

治疗结果：治疗组45例，显效20例，有效22例，无效3例，总有效率93.3%。对照组41例，显效20例，有效12例，无效9例，总有效率78%。

【按语】

本方系内江名中医、四川省首届中医学术继承人导师刘永忠副主任医师的经验方。刘永忠认为，高脂血症为本虚标实之证，脾胃气虚为本，痰浊、瘀积为标。脾胃为后天之本，膏脂精微生化之源，若脾虚气弱，脾失健运，水湿停聚，清浊失司，水谷精微化为痰湿，变为脂浊，进入血液而致血中脂类升高。故痰浊、瘀血之形成责之脾胃气虚，水谷精微不归正化所致，与气血也有密切联系。治疗宜健脾益气，利湿化痰，通腑泄浊，活血化瘀。降脂散中以六君子汤健脾除湿化痰为主，使中焦自调，脾气旺则痰湿除。佐泽泻甘淡、渗湿、化痰，能影响脂肪分解及 TC 合成，有阻止脂类在血清内滞留或渗透到血管内壁的功能，还能促进 TC 的运输和清除。何首乌滋养肝肾，具有降脂，阻止 TC、TG 吸收作用。山楂化瘀行气，具有降脂、扩张血管、改善心肌代谢的作用。丹参活血化瘀、扩张冠状动脉、增加血流量、促进脂肪在肝内氧化、降低血压及血糖，还具有增强其他药物降脂的作用。生大黄泻湿毒、荡积滞、行瘀血、去痰浊，取其增强新陈代谢而减少肠管对 TC 吸收的作用。姜黄、郁金疏肝理气、抑制脂肪酸合成，既降血脂，又抑制血小板凝聚。决明子清肝泄热、益肝肾，能增加肠蠕动、促进肠内脂类的排泄、抑制外源性脂质的吸收。荷叶清宣利湿、升清降浊。诸药共奏健脾祛湿化痰、活血化瘀之功，具有加速脂质代谢、增加血流量、改善微循环、降低血脂的作用。

临床观察表明，凡血清 TC 高者每用清浊缓泄消积之药物疗效更佳，故在配方时注重在健脾除湿药物中对山楂、决明子、何首乌、泽泻、郁金、荷叶、茶树根等的运用，并取得良效，其原因可能是本病因脾虚脂浊内聚而代谢紊乱、湿浊内聚，以上诸药可以清泄浊毒而脂浊得除。凡血清 TG 高者，乃痰浊阻滞脉道而致气滞血瘀，循环障碍，而方中每多重用丹参、姜黄、郁金、大黄、泽泻、三七、川芎等活血化瘀药，能改善血循环、增加血流量、阻止血管壁的脂质沉积、减轻动脉粥样硬化的形成，在清泄药物的协助下更利于 TG 的排除。

加减半夏白术天麻汤

【方源】

《沈宝藩教授治疗高脂血症的经验》[热孜万·吐尔洪,王静.中医杂志,2005,23(2):41]。

【组成】

天麻10g,白术、川芎、半夏各9g,枳壳、陈皮各6g,当归、桃仁、决明子、泽泻、山楂各13g。

【功效】

健脾化痰,活血化瘀。

【验案】

曹某,男,42岁,汉族,因"头晕乏力2月余"收住入院。

入院时症见:神志清,精神欠佳,头晕阵作,身困乏力,倦怠,纳食可,大便偏干,夜寐欠安。舌质暗淡,苔白腻,脉弦滑。查体:体形肥胖,腹部膨隆,神经系统检查阴性。血脂:TG 8.31mmol/L,TC 9.3mmol/L,提示血脂增高,脂质代谢紊乱。

中医诊断:眩晕(痰浊中阻)。

西医诊断:异常脂蛋白血症。

治则:化痰泄浊通络为法。

处方:半夏白术天麻汤加减。天麻10g,白术、川芎、半夏各9g，枳壳、陈皮各6g，当归、桃仁、决明子、泽泻、山楂各13g。患者服药期间，嘱其多运动，控制饮食，多食蔬菜水果，戒烟酒。

服药1周后，患者自觉头晕减轻，乏力感有所改善。守方守法继续治疗1月余，复查血脂：TG及TC均有明显下降，但均未达标，继续门诊治疗。3个月后复查血脂完全正常，临床症状缓解，临床治愈。

【按语】

脾主运化，为后天之本，气血生化之源，津液输布的枢纽。膏脂的生成与转化皆有赖于脾的健运，若脾胃虚弱，则脾不健运，饮食不归正化，水谷精微失于输布，易致膏脂输化障碍而成高脂血症。治宜健脾化痰，活血化瘀。故沈老常用半夏白术天麻汤加当归、赤芍、川芎、泽泻等治疗。

加减瓜蒌薤白半夏汤

【方源】

《沈宝藩教授治疗高脂血症的经验》[热孜万·吐尔洪，王静. 中医杂志，2005，23（2）：41]。

【组成】

全瓜蒌、茯苓、决明子、泽泻、麦芽、当归各13g，薤白、半夏、白术、丹参、郁金、红花、延胡索各9g，陈皮6g。

【功效】

化痰渗湿，宽胸通络。

【验案】

宋某，男，78岁，汉族，因"胸闷气短反复发作10年，加重伴心前区隐痛3天"收住入院。

入院时症见：神志清，精神欠佳，胸闷气短，偶有心前区隐痛，头晕阵作，乏力，纳食可，二便调，夜寐安。舌质暗淡，苔白腻，脉细弦。查体：神清，口唇色暗，胸廓对称，听诊心肺阴性，双下肢轻度水肿。心电图示：窦性心率，心肌缺血。血脂：TG 6.56mmol/L，TC 4.52mmol/L。

中医诊断：胸痹（痰湿壅塞）。

西医诊断：高脂血症，冠状动脉粥样硬化性心脏病。

治则：以宽胸化痰通络为法。

处方：瓜蒌薤白半夏汤加减。全瓜蒌、茯苓、决明子、泽泻、麦芽、当归各13g，薤白、半夏、白术、丹参、郁金、红花、延胡索各9g，陈皮6g。

患者服药1周后，自觉胸闷心慌，心前区疼痛等症较前缓解。在上方基础上，加减调治1月余，患者诸症均明显改善，复查血脂TG较前明显下降，为2.31mmol/L，临床好转。

【按语】

气为血帅，气行则血行。临床上，若因气虚运血无力，滞而为瘀，痰浊瘀血混结而致的高脂血症，治宜益气养血，化痰泄浊。沈师治疗此型病症，若以胸部闷痛为主者，选用瓜蒌薤白半夏汤加黄芪、茯苓、当归、桃仁、红花、延胡索；若以偏身不用为主者，选用补阳还五汤加全蝎、僵蚕，同时重视调理脾胃，顾护胃气。沈师认为，重视脾胃是为了增加正气而达到祛除邪气的目的。

导痰汤合枳实薤白桂枝汤加减

【方源】

《魏品康治疗高脂血症的经验》［何水勇，魏晓．湖北中医杂志，2004，26（10）：19］。

【组成】

瓜蒌、炒谷芽、炒麦芽、茯苓各30g，桂枝、生白术各15g，厚朴、炙甘草各9g，法半夏、陈皮各15g。

【功效】

宽胸理气，消痰降脂。

【验案】

王某，男，69岁，2002年11月28日初诊。

头昏3年来诊。现见形体肥胖，精神不振，便溏。舌体胖嫩，舌苔白腻稍黄，脉滑。两周内两次检查血脂，TC分别为8mmol/L，8.2mmol/L；TG分别为2.8mmol/L，2.9mmol/L。自诉近3年查血脂亦偏高，但未作治疗。血压在180～150/120～100mmHg之间波动。B超示：肝内血管影模糊，后见衰减波。

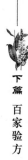

诊断为高脂血症，脂肪肝。证属脾虚湿滞痰阻，治以健脾祛湿，消痰降脂。处方：党参、法半夏、制胆南星、炒枳壳、炒枳实各15g，白术12g，茯苓10g，焦决明子、焦谷芽、焦麦芽、陈皮、炒莱菔子各30g，炙甘草6g。

服药3周，查血脂：TC降至4.6mmol/L，TG降至1.3mmol/L。血压130/90mmHg，余症随失。

【按语】

魏老认为，高脂血症多因嗜食肥甘，导致湿热内蕴，气血不畅；或因年老体衰，或因久病伤及脾肾，导致脾肾阳气亏损，蒸腾气化失司，膏脂输化障碍，形成痰湿内阻，反渗入血，累及脏腑。如果痰浊累及脾胃，则脾运化无权，胃纳受阻，脾虚湿滞；如果痰浊侵入肝肾，痰瘀化火，可致肝肾阴虚；病久则痰瘀滞于心胸，故临床多见痰湿内阻、脾虚湿滞、肝肾阴虚、痰瘀互结等证型。基本病机为机体输化失常，致膏脂生成，形成"血中痰浊"，尤以脾虚痰湿内滞证为主。病理性质总属本虚标实，本虚主要表现为脾肾阳虚，或肝肾阴虚；标实主要为痰瘀互结。治以宽胸理气，消痰降脂。故有"善治痰者，不治痰而治气，气顺则一身之津液亦随气而顺矣"。常用导痰汤合枳实薤白桂枝汤加减。

小陷胸加枳实汤

【方源】

《梅国强教授运用化痰活血法治疗高脂血症》［叶勇．光明中医，2003，18（6）：22]。

【组成】

法半夏10g，全瓜蒌10g，黄连10g，枳实15g。

【功效】

化痰活血。

【验案】

陈某，男，45岁。1999年5月12日初诊。

因"胸闷、胸痛间断发作3年，加重1年"曾住院治疗，诊断为：高脂血症，高黏血症；冠心病（心绞痛型）；高血压病，缓进型期Ⅱ期；脂肪肝。

目前患者自觉胸闷，劳累后加重，伴有心慌、气短，偶发胸部隐痛，数秒即逝，食纳稍差，全身乏力，大便溏，小便黄。舌红而胖，苔黄腻，脉弦缓。血压140/100mmHg。血脂：TC 6.42mmol/L，HDL－C 0.93mmol/L，LDL－C 4.00mmol/L。动态心电图显示：前侧壁、下壁心肌缺血。

辨证：痰热与瘀血互结，兼见气虚。

治则：清热化痰活血行气之法，少佐以益气之品。

处方：用小陷胸汤加味。法半夏10g，全瓜蒌10g，黄连10g，枳实15g，胆南星10g，莱菔子10g，天竺黄10g，土鳖虫10g，红花10g，生蒲黄10g，五灵脂10g，延胡索10g，郁金10g，黄芪30g。7剂，每日1剂，水煎，分3次服。

7剂尽，患者胸闷、胸痛、乏力减轻。舌红而胖，苔黄略厚，脉弦缓。全方去土鳖虫，加苏木10g。7剂后胸闷、胸痛症状缓解，食纳转佳，舌红而胖，苔薄白，脉弦缓。效不更

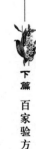

方，前后共进40剂。复诊诉胸闷、胸痛不明显，饮食正常，大小便正常，舌红，苔白，脉缓。查血脂：TC 4.63mmol/L，HDL－C 1.89mmol/L，LDL－C 1.01mmol/L。血脂已降至正常，患者病情稳定，改上方为丸药巩固治疗。

【按语】

梅老认为，化痰活血法为治高脂血症之重心，而分辨标本缓急尤为重要。如因脏腑实盛而生痰瘀者，是标本俱实。若因脏腑不足而生痰瘀，但凡痰瘀过重者，是返标为本，治法大体同前，待痰瘀明显化解之后，再议调理之法。若脏腑虚损明显，而痰瘀相继者，是本虚标实，治法或以补虚为主，兼化痰瘀；或扶正祛邪两合之，省时度势，因人而异。治以化痰活血为法则，从经方化裁，常用《伤寒论》的小陷胸汤或瓜蒌薤白半夏汤加味。如高脂血症属于痰热（浊）阻滞上焦，以胸闷、胸痛为主者，常用法半夏、黄连、全瓜蒌、枳实（小陷胸加枳实汤），更选用陈皮、茯苓、胆南星、竹茹、天竺黄、白芥子、石菖蒲、远志等。痰热重者，尚可结合二妙散之类。反之，若舌苔白，舌质不红、不绛，而偏于正常或淡红者，则是痰浊，与前方中去黄连加薤白，药虽一味之差，而治疗则是小陷胸汤与瓜蒌薤白半夏汤之别，其构思灵巧，可见一斑。若见痰热（浊）阻于三焦，除胸闷、胸痛外，尚见脘腹胀满、便溏、小便偏少等，则以温胆汤（或加黄连）为主法。化痰之外，必兼活血化瘀之品，四诊发现瘀血征象者用之；未发现瘀血征象者，恒得用之，是谨守病久入络之遗训，唯妇女经期、孕期或有其他出血倾向者慎之。活血化瘀之品，常用生蒲黄、五灵脂、桃仁、红花、丹参、当归、白芍、土鳖虫、地龙、水蛭等随证选用。又治痰必治气，气顺痰自消，因而酌情选用制香附、广木香、郁金、延胡索等，此其之大要也。

除痰化湿降脂方

【方源】

《臧堃堂运用蒲黄经验》〔钟洪，吴绪祥．河北中医，1999，21（3）：156〕。

【组成】

党参、炒白术、干荷叶各15g，黄芪、茯苓、炒山楂、紫丹参各20g，泽泻、法半夏、蒲黄、郁金各10g，生甘草5g。

【功效】

健脾化湿，除痰活血。

【验案】

肖某，男，42岁。1997年12月4日初诊。

患者平素喜吃甜食，多进肥腻。近半年来头胀神疲，身重困倦，脘腹痞满，体重渐增，肢节酸软，过敏性鼻炎时作，小便黄，大便正常。舌苔白腻，脉濡。血脂：TG 2.3mmol/L，TC 8.4mmol/L，HDL－C 0.5 mmol/L，LDL－C 5mmol/L。

辨证：脾虚湿阻，痰瘀积滞。

治则：健脾化湿，除痰活血。

处方：党参、炒白术、干荷叶各15g，黄芪、茯苓、炒山楂、紫丹参各20g，泽泻、法半夏、蒲黄、郁金各10g，生甘草5g。14剂，每日1剂，煎服2次。

药后诸症减轻，精神爽快，再以原方治疗2个月，诸症消失，无不适症状，复查血脂各项均在正常范围。

【按语】

臧堃堂教授从医40余载，善治内科杂病，经过长期的临床探索，形成了其独特的处方用药特点，平素喜用蒲黄治疗多种病症，蒲黄性味甘、平，归心、肝经，入血，走上彻下无所不达，其功效双向，既能收敛止血，又能化瘀行血，故止血而无留瘀之弊，化瘀而无出血之害，尤适于既有出血又有瘀滞者，临床应用蒲黄多随证配伍，以增其效。降血脂多配泽泻、山楂、荷叶；平肝降压多配钩藤、石决明、生龙骨、生牡蛎。蒲黄内服剂量不必过大，一般10g即可达到治疗效果。收敛止血须炒用，其余生用即可。总之，蒲黄在收敛止血、化瘀止痛、降脂降压、利尿通淋等方面有理想的治疗效果，临证若配伍得当，可使其功效倍增，具有较广泛的临床应用价值。

臧堃堂教授认为高脂血症乃气、血、水运化失常之病，其发生多因脾气虚弱，运化失职，水湿内生，日久聚湿成痰，痰阻血行，瘀血内生，痰瘀互结。治疗需注重健脾补气，利水渗湿，祛痰活血。方中黄芪、党参、白术健脾补气；利水除痰、活血则首选蒲黄，而蒲黄配茯苓、泽泻，利水渗湿作用较强，配法半夏、荷叶、炒山楂则除痰泄浊，配丹参、郁金、山楂则活血化瘀，故治疗有效。现代药理研究也证实，蒲黄具有良好的降血脂作用，配合荷叶、泽泻、山楂等降脂效果更佳。

加减瓜蒌薤白半夏汤

【方源】

《张继东经方运用经验》［刘德山．河北中医，2005，27（5）：325］。

【组成】

瓜蒌18g，薤白9g，制半夏6g，枳壳9g，生黄芪30g，当归9g，丹参30g，葛根30g，青皮9g，陈皮9g，佩兰9g，郁金9g，延胡索9g。

【功效】

燥湿化痰，通阳宣痹。

【验案】

李某，女，58岁。2004年10月26日就诊。

患者心前区压榨性紧缩性疼痛6个月，加重10日。现劳累及生气时加重，每次持续1~2分钟，伴疲乏无力，气短，偶有咳嗽。脉沉迟细，舌暗苔黄腻。严重时向左上臂及后背放射，做心电图示ST-T改变。血脂：TG 2.25 mmol/L，TC 6.66 mmol/L。心脏B超示：左室充盈异常。

诊断：冠心病心绞痛，高脂血症。

处方：瓜蒌薤白半夏汤加减。瓜蒌18g，薤白9g，制半夏6g，枳壳9g，生黄芪30g，当归9g，丹参30g，葛根30g，青皮 9g，陈皮 9g，佩兰 9g，郁金 9g，延胡索 9g。水煎服，每日 1 剂。

服药 30 剂，诸症缓解。后以心可舒，每次 3 片，每日 3 次；复方丹参滴丸，每次 10 粒，每日 2 次，巩固善后。

【按语】

张继东老师认为，若高脂血症为痰浊阻滞脉络所致，则治宜燥湿化痰，通阳宣痹，活血止痛。方中薤白、瓜蒌、半夏温阳宣痹，黄芪益气，枳壳、青皮、郁金理气，丹参、当归化心脉之瘀，配延胡索止痛。全方合用，使心痹宣通，气血周流，胸痛则止。

平胃散合温胆汤加减

【方源】

《老年高脂血症辨治经验》[杨坚毅. 中医杂志，2001，42（9）：529]。

【组成】

陈皮、法半夏、枳实、竹茹、苍术、厚朴、藿香、白术各 10g，葛根、山楂、茵陈、僵蚕各 15g，丹参、泽泻、土茯苓各 20g，水蛭粉（冲服）3g。

【功效】

化痰渗湿，化瘀降浊。

【验案】

廖某,男,69岁,干部,1995年6月26日初诊。

头晕眼花、视物旋转5天。症见头晕眼花,视物旋转,心悸胸闷,恶心呕吐,形体肥胖,肢体沉重。舌质淡紫,苔白腻,脉弦滑。血脂:TC 8.8mmol/L,TG 2.86mmol/L,HDL-C 22.2mmol/L。血液流变学检查结果:各项指标均增高,示高黏血症。

中医诊断:眩晕。

西医诊断:高脂血症,高黏血症。

辨证:痰湿内阻。

治则:芳香化湿,健脾燥湿,化瘀降浊。

处方:平胃散合温胆汤加减。陈皮、法半夏、枳实、竹茹、苍术、厚朴、藿香、白术各10g,葛根、山楂、茵陈、僵蚕各15g,丹参、泽泻、土茯苓各20g,水蛭粉(冲服)3g。每日1剂,水煎服。

连服18剂后,症状消失,自觉精神爽快,手足灵活轻便,舌淡红,苔薄白,脉细。复查血脂、血液流变学均属正常范围。

【按语】

本方多用于以痰浊标实为主,高脂血症初期或中期。旨在芳香化湿,健脾祛痰,化瘀降浊。药用苍术、白术、厚朴、陈皮、藿香、茵陈、土茯苓、泽泻、葛根、竹茹等。可加入虫类药僵蚕、水蛭以化瘀祛痰通络。

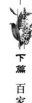

化瘀健脾汤

【方源】

《屠金城临床经验》[屠金城. 北京：华文出版社，2000]。

【组成】

云苓 12g，泽泻 9g，生薏苡仁 30g，莱菔子 9g，鸡内金 12g，丹参 15g，生山楂 15g，瓜蒌 30g。头晕较甚加杭白菊 12g，白蒺藜 9g。

【功效】

化痰渗湿，活血祛瘀。

【验案】

吴某，男，42 岁，干部，1994 年 11 月 15 日就诊。

患者因四肢麻木赴医院检查，现常感胸闷，气短，烦躁，食欲旺盛，脉弦细，舌暗红。血压 135/90mmHg。血脂：TG 2.26mmol/L，TC 12.2mmol/L。身高 170cm，体重 90kg。

予服上方 1 个月。查血脂：TG 1.49mmol/L，TC 9.04mmol/L。原方加白蒺藜 9g，何首乌 15g，女贞子 9g。续服 20 剂，诸症减轻。查血脂：TG 1.13mmol/L，TC 5.65mmol/L。血压 120/90mmHg，病获痊愈。

【按语】

本方为全国著名老中医屠金城教授用于治疗高脂血症的经

验方，方中云苓、泽泻、生薏苡仁健脾化湿，淡渗利尿；鸡内金、生山楂、丹参益气活血化瘀（源于胖人多气虚）；莱菔子、瓜蒌消导化滞，宽胸润肠通便。

杞决泽泻汤

【方源】

《杞决泽泻汤治疗高脂血症45例》[申屠小良，郑娜. 浙江中医学院学报，2004，28（4）：36]。

【组成】

枸杞子30g，决明子15g，泽泻10g，制何首乌15g，菊花10g，姜半夏10g，杏仁9g，桔梗9g，茯苓15g，虎杖10g，川芎9g，丝瓜络9g。

【功效】

化痰渗湿，清肝降浊，活血化瘀。

【疗效评定】

临床资料：90例均系门诊患者，按就诊顺序随机分成两组。治疗组：男26例，女19例；年龄23～70岁，平均年龄47.51±10.22岁；其中合并冠心病4例，高血压5例，脑血管病3例，脂肪肝9例，糖尿病1例。对照组：男27例，女18例；年龄20～69岁，平均年龄46.92±10.18岁；其中合并冠心病3例，高血压5例，脑血管病3例，脂肪肝5例。

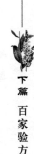

治疗方法：治疗组用杞决泽泻汤治疗，对照组用多烯康治疗。

疗效标准：参照《中药新药临床研究指导原则》相关标准，分为显效、有效和无效，并进行统计比较。

治疗结果：两组治疗后血清 TC、TG、HDL-C、LDL-C 数值的比较表明，治疗组对血清 TC、LDL-C 的疗效显著，优于对照组（$P<0.05$）；治疗组总有效率为 93.3%，对照组为 73.3%。

【按语】

杞决泽泻汤以枸杞子、决明子、何首乌、菊花清肝养肝并降浊脂，半夏、杏仁、桔梗、泽泻、茯苓运化痰湿以醒脾胃，川芎、虎杖、丝瓜络行气活血，化瘀通络。全方组合，使浊脂得清，痰湿以化，瘀阻得通，从而达到降低或消除高血脂的目的。

加味三子养亲汤

【方源】

《三子养亲汤加味治疗高脂血症 47 例》[朱红霞.河南中医，2002，22（6）：28]。

【组成】

苏子 15g，白芥子 15g，莱菔子 20g，丹参 30g，焦三仙各 20g。

【功效】

涤痰除湿，化瘀消脂。

【疗效评定】

临床资料：47例高脂血症患者中，门诊患者33例，住院患者14例；男29例，女18例；平均年龄61.8岁；伴有冠心病者17例，高血压病者15例，2型糖尿病者9例，脑梗死者6例，脂肪肝者30例。47例中，血清TC升高≥6.21 mmol/L者35例，血清TG升高≥2.26 mmol/L者28例，血清HDL-C≤0.91 mmol/L者16例。

治疗方法：加味三子养亲汤每日1剂，水煎服，连服1个月。服药期间，停用其他降血脂药物，正常饮食。1个月后复查血清TC、TG、HDL-C。

疗效标准：参照《中药新药临床研究指导原则》相关标准：①临床控制：治疗后血脂检测恢复正常（TC＜5.72 mmol/L，TG＜1.81 mmol/L和HDL-C＞1.04 mmol/L）。②显效：治疗后血脂检测达到以下任何一项者：TC下降≥20%，TG下降≥40%，HDL-C上升≥0.26 mmol/L。③有效：治疗后血脂检测达到以下任何一项者：TC下降≥10%且＜20%，TG下降≥20%且＜40%，HDL-C上升≥0.104 mmol/L且＜0.26 mmol/L。④无效：治疗后血脂检测无明显改善或改善达不到有效标准者。

治疗结果：47例高脂血症患者经1个月治疗，临床控制7例，显效11例，有效25例，无效4例，有效率为91.5%。

【验案】

沈某，男，51岁，2001年12月就诊。

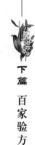

患者肥胖，体重逾 90kg，体检时发现血脂极高，服西药降脂效果欠佳，且近两个月时感胸闷不适，故来诊。观其面色油光发亮。查舌暗红，苔黄垢厚，脉象弦滑，按之有力。血脂：TC 7.98mmol/L，TG 11.06mmol/L，HDL－C 0.95mmol/L。心电图示：前侧壁心肌呈缺血型改变。

诊断：高脂血症（痰湿瘀阻）。

治则：涤痰除湿，化瘀消脂。

处方：三子养亲汤加味。

服药半个月胸闷不适感消失，患者信心大增，守原方继服。1个月后复查血脂：TC 7.01 mmol/L，TG 3.55 mmol/L，HDL－C 1.08 mmol/L。嘱其控制饮食，加强锻炼，以善其后。

【按语】

血脂高多见于肥胖之人，"肥人多痰湿"，且痰湿内蕴常并见气血运行不畅，病势轻浅者无任何不适，病重或日久则可致中风、胸痹或眩晕为患。故将高脂血症的基本病机定为痰湿瘀阻。治宜涤痰除湿，化瘀消脂。三子养亲汤降气快膈，化痰消食，原用治痰壅气滞之咳喘，在此治疗高脂血症，主要是谨守病机，并取三子养亲汤药简力专之效。苏子降气行痰；莱菔子行气祛痰；白芥子快膈消痰，且白芥子通利透达，走于经络之中，善祛皮里膜外之痰。现代药理研究虽证实丹参、山楂、神曲等有一定的降脂作用，但有关苏子、白芥子、莱菔子对血脂的影响还未见报道。临床上用三子养亲汤加味治疗高脂血症，收效显著，无明显不良反应，适宜进一步研究推广。

杏仁泽泻汤

【方源】

《杏仁泽泻汤加减治疗高脂血症126例临床观察》［郭竹芝.中国中医药科技，2000，7（5）：302］。

【组成】

苦杏仁5g，泽泻30g，樱桃叶20g，生大黄6g。

血瘀加丹参、蒲公英、五灵脂；热象加蚕砂；寒象加白芥子；肝阳旺加钩藤；血压高加罗布麻；脾肾阳虚者加菟丝子、巴戟天；兼有肝失条达加青皮、陈皮；脾气不升加升麻、葛根；阴虚加何首乌、枸杞子、女贞子；兼阴虚阳亢加桑叶、菊花；阴虚内热加青蒿、白薇。

【功效】

豁痰泄浊。

【疗效评定】

临床资料：治疗组126例，男71例，女55例；年龄45～72岁；伴有高血压68例，脑梗死21例，糖尿病14例，脂肪肝23例。对照组100例，男67例，女33例；年龄45～70岁。

治疗方法：杏仁泽泻汤煎服，每日1剂，早晚分服，15天为1个疗程。对照组服用常规降血脂药物。

治疗结果：分别抽右肘静脉空腹晨血化验血脂：治疗组两

周后正常98例（77.8%），4周后正常116例（92.1%）；对照组两周后正常49例（49%），4周正常64例（64%）。两组比较，有明显差异（P<0.01）。

【按语】

高脂血症多从痰湿论述，故宗"病痰饮者，当以温药和之"之旨，以豁痰泄浊为法。杏仁泽泻汤取苦杏仁为君药，其性苦温，苦能燥湿，温可化饮，而奏化痰降逆之功。泽泻为臣药，以渗湿泄浊，平肝潜阳。樱桃叶辛温以祛风胜湿，祛痰行气。生大黄泻下痰浊积滞，活血化痰。诸药合用，共奏豁痰泄浊化瘀之功。现代药理研究表明，苦味药其主要成分为苦味质和生物碱，含有游离酸的蒽类衍生物及胆碱等物质，通过刺激大肠运动而促进TC排泄，减少TC的吸收，影响脂肪分解及TC合成，是理想的降脂药。

四苓五仁汤

【方源】

《四苓五仁汤治疗高脂血症38例》［梁碧伟．广东医学，1998，19（10）：795］。

【组成】

云苓15g，猪苓15g，泽泻15g，白术10g，北杏仁15g，茵陈15g，冬瓜仁15g，瓜蒌仁10g，桃仁15g。

痰浊阻滞加陈皮、法半夏、虎杖、郁金、蒲黄等；痰瘀气滞加丹参、川芎、三七、虎杖、郁金等；脾虚湿盛加党参、黄芪、蒲黄等；阴虚痰瘀加太子参、麦冬、五味子、生地黄、决明子等。

【功效】

化痰渗湿，活血通络。

【疗效评定】

临床资料：38例均系门诊患者，男20例，女18例；年龄最大者72岁，最小者36岁。27例血清TC增高，最高9.3mmol/L，平均7.12mmol/L；23例血清TG增高，最高5.17mmol/L，平均2.44mmol/L；其中混合型（两者均升高）12例。伴冠心病11例，伴高血压病8例，伴脑血管疾病7例，伴糖尿病5例。中医辨证分型：痰浊阻滞型13例；痰瘀气滞型12例；脾虚湿盛型8例；阴虚痰瘀型5例。

治疗方法：患者服用四苓五仁汤，每日1剂，分早晚两次服用，30天为1个疗程。

疗效标准：①治愈：血脂降至正常，临床症状、体征消失。②显效：临床症状、体征基本消失，血脂复查达到以下任一项者：TC下降20%或恢复正常水平；TG下降≥40%或恢复正常水平。③有效：血脂复查达到以下任一项者：TC下降≥10%且<20%；TG下降≥20%且<40%。④无效：治疗后症状、体征与血脂复查无改善。

治疗结果：治愈20例，占52.6%；显效8例，占21.1%；有效7例，占18.4%；无效3例，占7.9%。总有效率92.1%。其中血清TC最多下降3.10mmol/L，最少下降

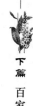

0.32mmol/L，平均下降 0.833mmol/L；血清 TG 最多下降 2.83mmol/L，最少下降 0.21mmol/L，平均下降 0.721mmol/L。

【按语】

高脂血症临床上以痰瘀互结为多见，其次为脾虚湿盛、肝肾阴虚，三型之间具有内在联系，既可相互转化，又可兼见。治疗时根据辨证，宜利湿祛痰，理气化痰，健脾益气，滋养肝肾，使痰祛瘀除，肝脾肾阴阳平衡得以调整，气血流畅，则血脂自降。四苓五仁汤中，泽泻、猪苓、茯苓淡渗利水湿，北杏仁、瓜蒌仁、冬瓜仁利湿化痰，白术甘温健脾燥湿，桃仁活血化瘀。辨证可加用利湿化浊之陈皮、法半夏、虎杖、石菖蒲，活血化瘀之丹参、川芎、三七，理气之郁金，补气健脾之党参、黄芪，养阴补肝肾之生脉饮、生地黄、决明子。复方中诸药合用，共奏补虚消痰、祛湿化瘀之效，从而达到降脂的作用。临床观察表明，本方是较理想的降脂良方。药理研究表明，四苓散可改善血脂的分布、运转和消除，并可改善肝内脂肪代谢的作用；果仁类药物含有不饱和脂肪酸，有利于降低血脂。

山楂葛根汤

【方源】

《自拟山楂葛根汤治疗高脂血症 50 例》［李蔚．中医杂志，2002，43：(5)：337］。

【组成】

山楂10g,葛根15g,茯苓15g,竹茹6g,陈皮6g,何首乌10g,薏苡仁15g,白术10g。

【功效】

祛痰除湿,健脾消食。

【疗效评定】

临床资料:本组50例,均为住院患者。男36例,女14例。年龄最小45岁,最大70岁,平均54.6岁;其中45~55岁22例,56~65岁20例,66~70岁8例。病程最长5年,最短5个月,平均15个月。伴高血压20例,冠心病5例,脑梗死8例。

治疗方法:自拟山楂葛根汤,每日1剂,水煎取汁200ml,分2次温服。4周为1个疗程,共服3个疗程。

疗效标准:参照《中药新药临床研究指导原则》相关标准:①显效:血脂检测TC下降≥20%,或TG下降≥40%。②有效:血脂检测TC下降≥10%但<20%,或TG下降≥20%但<40%。③无效:血脂检测未达有效标准或上升者。

治疗结果:50例,显效34例,占68%;有效12例,占24%;无效4例,占8%。总有效率92%。

【按语】

高脂血症多源于饮食不节,痰湿内生,而脏腑功能失常,在高脂血症形成发展过程中,亦占有重要地位,其中与脾、肾、肝等脏关系尤为密切。高脂血症总的来说可表现为饮食不节,脏气虚弱而形成的正虚邪恋的本虚标实之证。治疗高脂血症的关键在于健脾消食，祛除痰湿，补益肝肾。山楂葛根汤中山楂消食导滞；葛根升发清阳，加强消食祛湿的作用；竹茹、茯苓、薏苡仁、白术健脾祛湿，化痰；何首乌补肝肾；陈皮行气。诸药配合，使脾气健运，水谷精微运化正常，气旺血液运行通畅无阻。据临床观察，山楂与葛根配合应用，可提高疗效，若本方除去山楂、葛根则疗效降低，疗程延长。

理脾化痰降脂汤

【方源】

《辨治高脂血症重在理脾化痰》（熊文生．新中医，1996，11：5）。

【组成】

法半夏12g，白术、莱菔子各10g，茯苓30g，泽泻20g，橘红、天麻、绿茶、制南星、生甘草各6g。

气虚者加太子参15g，黄芪30g；便溏者加薏苡仁30g，石菖蒲10g；痰郁化火者加黄芩、栀子、浙贝母各10g；腹胀者加佛手、枳壳各10g，砂仁6g；痰瘀互结者加丹参15g，三七末3g；脾阳亏虚者加附子、干姜各6g。

【功效】

理脾化痰。

【验案】

李某，女，45岁，1994年8月21日初诊。

因头晕，头痛，胸闷反复发作2年，加重15天入院。既往有高血压病史2年。现见头晕头痛，胸脘痞闷，神疲倦怠，腹胀便溏，肢麻沉重，形体肥胖。舌质淡红，苔白腻，脉弦滑。血压150/985mmHg。血脂：TC 7.41mmol/L，TG 2.46mmol/L，HDL－C 0.68mmol/L。脑血流图：脑血管紧张度增高，弹性减弱。心电图：左室心肌劳损。

中医诊断：眩晕（脾虚痰浊）。

西医诊断：高脂血症，高血压病Ⅱ期，脑动脉硬化。

治则：健脾化痰，泄浊降脂。

处方：理脾化痰降脂汤加太子参15g，黄芪、薏苡仁各30g，石菖蒲8g，枳壳10g。

每日1剂，服10剂后，头晕头痛减轻，腹胀消失，大便正常，精神好转，但时有胸闷不适，上方去薏苡仁、石菖蒲，加瓜蒌壳10g，丹参15g。续服20剂，上述症状消失，复查血脂：TC 5.6mmol/L，TG 1.68mmol/L，HDL－C 1.26mmol/L，血压下降，心电图恢复正常。出院后改服"理脾化痰降脂片"，每日3次，每次5片，连服3个月以巩固疗效。随访1年，未见复发，复查血脂3次均为正常。

【按语】

正常状态下的脂是生理性的，为人体气血精微的组成部分，参与营养供应和代谢。若脾运不健，输化失常，则水谷精微不归正化，形成病理性的痰湿浊脂，注入血液而致血脂升高。尽管本病的后期由于脾损及肾而致肾气亏虚，或痰郁化火，伤及其阴，而致肝肾阴虚，或因痰致瘀，而致痰瘀互结。但这些病理变化都可以看做是脾失健运，痰湿内阻这一病机的演变。因此，高脂血症的肝肾阴虚型、肾阳亏虚型、瘀血阻滞型等，可看作是脾虚痰浊型的变证。高血脂既为病理产物，也是致病因素，属中医学"痰"的病理范畴。但痰的含意甚广，高血脂即血中之痰浊，属无形之痰，不能认为凡痰证皆有高脂血症的存在。浊脂由痰所化，痰由脾而生，脾失健运，水谷精微化为浊脂，注入血液是高脂血症发病的主要病机。验之于临床，高脂血症属中医脾虚痰浊型多见，尤其表现在高脂血症的初期。因此，理脾化痰法对于早期防治高脂血症、预防动脉硬化性心脑血管疾病，具有重要的临床意义。针对脾虚痰浊之病机，拟理脾化痰为大法。理脾化痰降脂汤中茯苓、白术健脾以治其本；法半夏、制南星、天麻、橘红化痰祛湿；泽泻泄浊降脂；莱菔子、绿茶化痰消脂。

脂调康

【方源】

《杨牧祥教授从痰瘀辨治高脂血症》[于文涛，田元祥．中医杂志，2002，43：(5)：337]。

【组成】

橘络 6g，炙黄芪 15g，炒白术 10g，清半夏 10g，泽泻 10g，丹参 15g，姜黄 10g，虎杖 15g。

【功效】

化痰渗湿，活血化瘀，健脾降浊。

【验案】

张某，女，56岁，2004年6月25日初诊。

眩晕头痛，头重如蒙3年余，近日加剧，并常伴胸闷腹胀，便溏不爽。舌淡红而暗，苔白腻，脉弦涩。血脂：TC 5.73mmol/L，TG 2.39 mmol/L，HDL-C 0.86mmol/L，LDL-C 3.57mmol/L。

中医诊断：眩晕（痰瘀互结）。

西医诊断：高脂血症。

治则：健脾化湿，祛痰降浊，活血化瘀。

处方：橘络6g，炙黄芪15g，炒白术10g，清半夏10g，泽泻10g，丹参15g，姜黄10g，虎杖15g。每日1剂，水煎服，共14剂。嘱患者少食肥甘厚味及辛辣之物，忌酒。

二诊：眩晕头痛已减，仍胸闷腹胀，便溏不爽，舌淡红而暗，白腻苔渐退，脉弦略涩。上方加薤白10g，瓜蒌10g，薏苡仁10g，茯苓15g，砂仁6g。继服14剂。

三诊：眩晕头痛，头重如蒙已基本消失，胸闷腹胀诸症明显减轻，舌淡红稍暗，苔白略腻，脉弦。前方减瓜蒌、薤白、砂仁。继服14剂。

四诊：诸症悉平，舌淡红，苔薄白，脉略弦。复查血脂：TC 4.96mmol/L，TG 1.63mmol/L，HDL-C 1.52mmol/L，LDL-C 2.91mmol/L。随访未复发，达到临床控制标准。

【按语】

脂调康是杨牧祥教授经验方，其中橘络化痰通络，行气活血,为主药;半夏功善燥湿消痰,泽泻渗湿降浊,以伐生痰之源;丹参活血化瘀,姜黄活血行气,虎杖活血散瘀兼能清热利湿,三药以助橘络顺气活血之功;炙黄芪、炒白术健脾益气化湿,以助化痰降浊行气祛瘀之力。诸药相合,共奏化痰降浊、活血化瘀,健脾益气之功,标本兼治,直切病机。现代药理学研究表明,半夏、泽泻、丹参、姜黄、虎杖等均有降低血清TC、TG和前β-脂蛋白的作用。临证时可在本方基础上随证化裁:若腰膝酸软,肾亏体弱者,酌加桑寄生15g,杜仲10g,以补肾壮腰;若头痛经久不愈,痛如锥刺不移,入夜尤甚,血瘀脑络者,酌加川芎15g,水蛭(研末装胶囊冲服)3g,以增强祛瘀通络之力;若胁肋胀痛,急躁易怒,肝郁气滞者,酌加柴胡10g,郁金10g,香附10g,川楝子10g,以疏肝理气;若头晕且胀,面红目赤,胁肋灼痛,肝郁化火者,酌加栀子10g,龙胆草6g,黄芩10g,以清肝泻火;若眩晕耳鸣,头目胀痛,头重脚轻,肝阳偏亢者,酌加钩藤(后下)15g,刺蒺藜15g,生石决明(先煎)15g,以平肝潜阳;若胸闷刺痛阵作,胸阳不宣,心脉瘀阻者,酌加薤白10g,瓜蒌15g,赤芍10g,川芎15g,以宣通心阳,活血通脉;若肢体麻木,痰瘀阻络者,酌加胆南星10g,地龙10g,鸡血藤30g,以化痰祛瘀,活血通络;若大便干结难下,热郁津亏者,酌加大黄(后下)10g,生地黄15g,玄参15g,麦冬15g,以泄热增液通便;若月经后期或痛经,经色紫暗夹块者,酌加泽兰10g,益母草15g,桃仁10g,红花10g,以化瘀调经。在辨证中,杨牧祥教授注重从舌脉变化探知痰瘀之侧重,如苔白厚腻,脉缓者,为痰浊偏盛;舌淡红瘀暗或有瘀斑、瘀点,脉涩者,为瘀血偏重;舌质淡暗,苔白腻,脉细涩者,则为气虚血瘀痰阻之征。脉证合参，随证加减，每获良效。

刘氏祛痰降脂饮

【方源】

《刘氏祛痰降脂饮治疗高脂血症92例》［刘昌青，许国英．中医药研究，1995，1：20］。

【组成】

瓜蒌24g，法半夏9g，海藻15g，苍术12g，何首乌30g，生山楂30g，泽泻15g，决明子18g，黄精24g，丹参30g，大黄6g。

眩晕甚者，加菊花15g，钩藤（后入）9g；耳鸣者，加灵磁石（先煎）24g，蝉蜕9g；头痛者，加延胡索12g，川芎9g；失眠者，加炒酸枣仁18g，远志10g；肢体麻木者，加桑枝15g，牛膝9g；胃酸过多者，减山楂用量，加乌贼骨12g；大便溏甚者，去或减大黄用量；大便稍稀者，可继续服药。

【功效】

化痰渗湿，健脾降脂。

【疗效评定】

临床资料：本组92例，男性49例，女性43例；年龄：38～50岁20例，51～60岁44例，61～80岁28例；病程最短2个月，最长23年；合并有高血压者58例，脑动脉硬化者42

例，冠心病者24例，糖尿病者12例，肾病综合征者6例，慢性胰腺炎者7例，肝脏脂肪浸润者6例，甲状腺功能减退者5例，有明显家族性者17例（以上例数有重复）。

治疗方法：予服刘氏祛痰降脂饮。每日1剂，水煎，分早、晚两次空腹服。

疗效标准：①显效：临床症状消失，经检验测定，血脂降至正常，血液流变学指标明显改善者。②有效：临床症状消失或明显好转，经检验测定，血清TC与TG有一项降至正常范围，另一项亦有所下降，或两项均明显下降，且血液流变学指标亦有所改善者。③无效：治疗后临床症状及血脂数值无变化或变化不明显者。④加重：临床症状加重，血脂数值增高者。

治疗结果：服药1个月为1个疗程，治疗时间为1~3个疗程。本组92例经治疗，显效66例，占71.74%；有效19例，占20.65%；无效7例，占7.61%；无1例加重。总有效率为92.39%。全部病例在治疗期间均未发现明显不良反应，且其并发症均有不同程度的改善。

【验案】

王某，男，55岁，教师，1990年4月28日初诊。

头晕目眩，肢麻沉重2年余。现症见头晕目眩，胸痞胀闷，肢麻沉重，气短乏力，食欲不振，每逢情志不畅则诸症加重。舌苔厚腻，脉弦滑。查心、肺、肝、脾、肾均无器质性病变。血压169/98mmHg。血脂：TC 7.2mmol/L，TG 2.2mmol/L。

诊断：高脂血症。

辨证：脾虚痰阻。

治则：健脾祛痰，化浊降脂。

处方：刘氏祛痰降脂饮。1个疗程，诸症消失，血脂正常（TC 4.9mmol/L，TG 1.1mmol/L）。随访1年，未见复发。

【按语】

高脂血症若由于过食肥甘厚味损伤脾胃而致痰湿内蕴，那么在治疗上，化痰渗湿是一个重要的方法。而生痰之源在于脾虚，因此在化痰的同时，应该健运脾胃，以绝生痰之源。因此，刘氏祛痰降脂饮在以瓜蒌、法半夏、决明子、海藻化痰的同时，也选用苍术、泽泻、黄精以健脾。更考虑到可能出现的痰瘀互结的情况，运用何首乌、生山楂、丹参以活血。既要活血化痰，更应该使所化之物能有出处，因此以大黄使邪有出处。

健脾补肾类方

补肾健脾汤

【方源】

《陈鼎祺辨治高脂血症经验》［刘宗莲，徐淑文．中医杂志，2002，43：（5）：337］。

【组成】

制何首乌 15g，桑寄生 15g，黄精 15g，决明子 12g，山楂 15g，泽泻 25g，三七（冲服）1.5g。

【功效】

健脾补肾，活血化瘀。

【验案】

何某，女，54 岁，1997 年 5 月 17 日初诊。

患者高血压病史 7 年，血压曾达 220/110mmHg，常服复方降压片等药，血压尚稳定，但常感头晕。1 个月前因劳累出现眩晕加重，伴耳鸣，腰膝酸软，纳谷呆滞，双下肢浮肿，大便调，小便少，舌暗红，苔白略腻，脉沉细。血压 150/75mmHg。血脂：TC 6.79mmol/L，TG 2.86mmol/L。心电图大致正常。

中医诊断：眩晕（脾肾两虚，血瘀水停）。

西医诊断：高血压病Ⅰ期，高脂血症。

处方：上方合五苓散化裁。猪苓、茯苓各 25g，泽泻 25g，车前子（包）20g，防己 10g，川芎 10g，赤芍 10g，丹参 25g，益母草 15g，郁金 10g，山楂 15g，茺蔚子 12g，制何首乌 15g，桑寄生 15g，决明子 12g。另与三七粉 1.5g 冲服，每日 2 次。

二诊：上方服 40 剂，已无头晕耳鸣、腰膝酸软等不适，唯进咸食后双下肢浮肿，舌暗红，苔薄黄，脉弦细。血压 130/80mmHg。血脂：TC 4.84mmol/L，TG 1.49mmol/L。血压、血脂既以控制，遂仅以三七粉 1g，每日 3 次冲服，以维持治疗。

至 1998 年底患者因感冒再次就诊，问之血压、血脂一直控制在正常范围。

【按语】

陈鼎祺在多年的临床实践中发现高脂血症患者中属于脾虚痰盛、肾阴不足者居多。这是因为本病多见于老年人，脏腑功能皆虚，而又以脾肾两脏亏虚为多见。脾虚运化失常，则水停为痰，血滞为瘀；而肾阴亏虚，虚火上炎，炼液为痰，痰瘀阻于脉管之中而成高脂血症。故方中泽泻、山楂健脾利湿；三七粉活血利水；何首乌、桑寄生补肾益精；决明子润肠通便，亦能使膏脂排出。

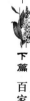

补肾降脂饮

【方源】

《高脂血症辨证治疗经验浅谈》[乔振纲，吴燕燕，乔艳华．光明中医，1996，5（9）]。

【组成】

桂枝9g，云苓30g，猪苓30g，泽泻30g，熟地黄15g，丹皮9g，山药15g，山茱萸15g，蒸何首乌15g，枸杞子13g，山楂15g，旱莲草15g。

肢体麻木较重者酌加当归、秦艽、川牛膝、全蝎；性欲淡漠或伴阳痿者酌加巴戟天、淫羊藿、肉苁蓉、鹿角胶等；畏寒肢冷者加附子。

【功效】

温阳化气，补肾化痰。

【验案】

吴某，男，61岁，1987年11月16日初诊。

10年来经常头晕，但血压不高，在某医院血脂检查各项均高于正常，诊为高脂血症。屡用减肥茶、烟酸肌醇等治疗，症状时轻时重，血脂居高不降。现症见：头晕阵作，动则加剧，甚则行走不稳，失眠健忘，耳鸣如蝉，四肢麻木，食可，口和，小便频多，大便略溏。舌红，苔薄黄，脉沉无力。血压

128/90mmHg。血脂：TC 4.66mmol/L，TG 2.21mmol/L。

辨证：肾气亏虚，气化无力，痰浊内蕴。

治则：补肾温阳。

处方：补肾降脂饮加减。

续服50余剂，头晕耳鸣消失，睡眠转佳，肢麻明显减轻。复查血脂：TC降至2.24mmol/L，TG降至1.44mmol/L。

【按语】

高脂血症以50岁以上之中、老年人患病率较高。形成与肾气亏虚有着密切关系。肾藏命火，主一身阳气，为气化之源，强壮之本，若肾气亏虚，气化无力，可致水液代谢失常，水津停蓄，日久而凝，变生痰浊；或命火失温，健运失职，内生痰湿。痰浊（或痰湿）随血流窜，轻则壅塞经络，阻碍气血，致肢体麻木，活动不灵；重则困遏脾阳，阻塞清窍，致头晕、头昏、失眠、健忘、耳鸣、耳聋、纳呆、便溏等症。补肾降脂饮以金匮肾气丸合五苓散为基础，酌加养阴、活血之品，共奏补肾温阳，促使气化，化痰降浊之用。

杞菊地黄丸

【方源】

《医级》。

【组成】

枸杞子、菊花、山茱萸（制）、丹皮、山药、茯苓、泽泻、熟地黄。

【功效】

补益肝肾。

【验案】

王某，女，65岁，2002年11月26日初诊。

头晕肢麻1个月，伴耳鸣腰膝酸软，胸闷心悸。饮食尚可，大便秘结，夜寐欠安，舌质红，舌体胖，边有瘀斑，苔少，脉沉略弦。血压150/95 mmHg。血脂：TC 7.17 mmol/L，TG 3.61 mmol/L，HDL-C 0.71 mmol/L，LDL-C 3.82 mmol/L。

辨证：肝肾阴虚，兼夹痰瘀。

治则：补益肝肾，化痰祛瘀。

处方：枸杞子10g，生地黄、熟地黄各10g，山药20g，山茱萸12g，泽泻10g，丹皮10g，茯苓10g，全瓜蒌10g，法半夏15g，远志6g。7剂，水煎服。另嘱每天坚持用少量决明子、山楂代茶饮，注意饮食的合理搭配，坚持适度的运动锻炼，保持乐观心情。经过8个多月的调治，患者血脂趋于正常。

资料来源：《李七一论治高脂血症经验》[赵坤元，赵惠．上海中医药杂志，2006，40（3）：25]。

【按语】

杞菊地黄丸由六味地黄丸加枸杞子、菊花组成。枸杞子甘平质润，入肺、肝、肾经，补肾益精，养肝明目；菊花辛、苦、甘、微寒，善清利头目，宣散肝经之热，平肝明目。诸药配伍组合，共同发挥滋阴、养肝、明目的作用，对肝肾阴虚同时伴有明显的头晕视物昏花等头、眼部疾患,尤为有效。现亦常用于高血压、高血脂、神经衰弱、慢性病毒性肝炎等病的辅助治疗。高脂血症若以肝肾不足为本,痰瘀内停为标。临床上见血脂较高而形体并不肥胖,伴头晕、耳鸣、目涩视物模糊、腰酸肢麻、健忘少寐,甚或五心烦热、口干,舌红,苔黄或腻,脉细或数。治宜滋养肝肾,可选杞菊地黄丸加决明子、生山楂。取熟地黄配山茱萸养肝肾之阴,熟地黄配淮山药养脾肾之阴,枸杞子、菊花补肝阴明目,决明子配山楂化浊柔脉。

神仙服饵方

【方源】

《全国名老中医陈克忠治疗高脂血症经验》[张大年. 农村实用技术与信息,2005,9:176]。

【组成】

制何首乌、熟地黄各20g,枸杞子15g,黄精、淫羊藿、生山楂各30g,泽泻40g。

若肾阴偏虚,心烦失眠,口燥咽干,舌红少苔,脉细数者,加女贞子15g,并重用熟地黄;肾阳偏虚,畏寒肢冷,舌淡苔白,脉沉细者,加肉苁蓉15g;脾虚偏重,脘腹胀满,倦怠乏力者,加党参、黄芪各10g,半夏12g。

【功效】

益肾填精,健脾利湿,化痰祛瘀。

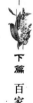

【验案】

张某，男，52岁。

高脂血症病史1年，平时无不适感觉，近两周来，手足心热，两目干涩，大便时干，舌红少苔，脉弦细数。血脂：TC 8.56mmol/L，TG 2.8mmol/L。

辨证：肾阴不足，且累及肝阴。

治则：滋补肝肾为主。

处方：制何首乌、熟地黄、黑芝麻、黄精各30g，枸杞子、女贞子、菊花各15g，泽泻40g，大黄（后下）3g。

连服10剂，症状明显减轻。续再服10剂，诸症消除。复查血脂：TC 6.7mmol/L，TG 1.52mmol/L，HDL-C 1.16mmol/L。

【按语】

陈老认为，高脂血症是脂质代谢紊乱所致，中医视为痰浊、血瘀、脏腑虚损所产生的病理产物。其病机为本虚标实，虚实夹杂。本虚主要为肾虚，波及肝脾；标实是指痰浊，血瘀。故治当益肾固本，佐以化痰祛瘀。方中何首乌、熟地黄、淫羊藿益肾填精，黄精补益脾气，泽泻助脾渗湿，生山楂消食化瘀。

扶本祛瘀汤

【方源】

《郑绍周教授治疗高脂血症经验探析》［赵铎．中国中医基础医学杂志，2005，11（6）：47］。

【组成】

山楂、女贞子、草决明各15g，泽泻30g，蒸何首乌20g，水蛭12g。

痰浊壅盛者加半夏10g，陈皮12g，茯苓25g，胆南星6g；肝肾亏虚者加杜仲、枸杞子、怀牛膝各15g；气滞血瘀者加丹参20g，郁金、川芎、赤芍各15g。

【功效】

滋补肝肾，化痰消瘀。

【疗效评定】

临床资料：本组86例患者，男性52例，女性34例；年龄31～70岁，平均53.6岁。单纯血清TC高者22例，单纯血清TG高者35例，混合型者29例。病程在3个月～5年。舌质淡，苔白腻或厚腻属痰浊壅盛型38例，舌质红，苔少属肝肾亏虚型27例；舌质暗，苔白或薄白属气滞血瘀型21例。

疗效标准：参照《中药新药临床研究指导原则》相关标准：①临床控制：治疗后血脂检测恢复正常。②显效：治疗后血脂检测TC下降≥20%，和/或TG下降≥40%。③有效：治疗后血脂检测TC下降≥10%但<20%，和/或TG下降≥20%但<40%。④无效：治疗后血脂检测达不到以上标准。

治疗方法：上方每日1剂，水煎400ml，分两次服用，6周为1个疗程。全部病例治疗期间避免高脂饮食。

治疗结果：临床控制24例，占27.91%；显效35例，占40.70%；有效22例，占25.58%；无效5例，占5.81%。总有效率94.19%。治疗前后血清TC由7.18±0.78mmol/L下降为4.98±0.69mmol/L，血清TG由2.97±0.54mmol/L下降为1.89±0.62mmol/L，血清HDL-C由1.17±0.22mmol/L上升为1.39±0.22mmol/L。

【按语】

高脂血症总属本虚标实，本虚为肝肾不足，标实为痰瘀阻滞，治疗当标本兼顾。蒸何首乌味苦甘、涩，性温，归心肝肾经。《本草备要》记载何首乌"补肝肾，涩精，养血祛风，为滋补良药"；女贞子味甘、苦，性凉，入肝肾经，具有养阴气，平肝火，滋补肝肾等功效，两药滋补肝肾，从本入手，共为君药。草决明能清肝泄浊，润肠通便，使气血顺畅而不病。泽泻《本草蒙荃》谓其"泻伏水，去留垢"。《本草纲目》云其能"渗湿热，行痰饮。"用之则浊气自降，而清气上升，与决明子二者共为臣药。山楂味酸甘，性微温，归脾胃肝经，能消食积，散瘀血，辅助君臣，使补中有通。水蛭味咸、苦，性平，有小毒，具有破血逐瘀，攻坚散结，化浊通络之功，临床常用于瘀血为主的各种病症。

补肾化湿汤

【方源】

《补肾化湿汤治疗高脂血症64例》［贺俭．山东中医杂志，2003，22（8）：462］。

【组成】

何首乌12g,菟丝子12g,陈皮6g,茯苓10g,白术10g,决明子15g,莱菔子10g,生山楂10g,泽泻15g,甘草6g。

【功效】

温补脾肾,化湿通络。

【疗效评定】

临床资料:96例患者随机分为两组。治疗组64例中,男41例,女23例;年龄最大72岁,最小31岁,平均56.4岁;病程最短7个月,最长11年,平均23个月。对照组32例中,男20例,女12例;年龄最大75岁,最小28岁,平均58.6岁;病程最短9个月,最长9年,平均21个月。

治疗方法:治疗组服补肾化湿汤,每日1剂,水煎取汁300ml,分2次口服。60天为1个疗程。对照组服辛伐他汀,每次10mg,每日1次,60天为1个疗程。疗程结束后复查血脂情况。

疗效标准:参照《中药新药临床研究指导原则》相关标准:①显效:血脂检测TC下降≥20%,或TG下降≥40%,或HDL-C上升≥0.26mmol/L。②有效:血脂检测TC下降10%~19%,或TG下降20%~39%,或HDL-C上升0.14~0.25 mmol/L。③无效:血脂检测达不到有效标准。

治疗结果:治疗后两组患者血脂均有明显改善,总有效率分别为95.31%和96.88%,两组比较临床疗效无显著性差异(P>0.05)。复发率分别为9.8%和14.29%。

【按语】

补肾化湿汤旨在温补脾肾、化湿通络。方中何首乌、菟丝子补肾益精,共为君药;茯苓、白术、陈皮、泽泻健脾化湿,山楂、莱菔子消食导滞,同为臣药;决明子养阴柔肝而轻泻,为佐使之药。诸药配合,共奏降脂之功效。

补肾化浊汤

【方源】

《补肾化浊汤治疗高脂血症的临床观察》[贺燕勤.南京中医药大学学报,2003,19(1):61]。

【组成】

桑寄生15g,生何首乌15g,山楂15g,泽泻15g,茵陈15g,决明子15g,丹参15g。

【功效】

健脾补肾,活血化瘀。

【疗效评定】

临床资料:1999~2002年门诊患者59例,随机分为两组。治疗组33例,男19例,女14例;年龄40~70岁,平均59岁;病程6个月~13年,平均5.9年;并发冠心病11例,脑血管病9例,高血压病8例,2型糖尿病6例。对照组26例,男15例,女11例;年龄39~67岁,平均58.7岁;病程1~15年,平均6.5年;并发冠心病12例,脑血管病13例,高血压病11例,2型糖尿病6例。

治疗方法：治疗组口服补肾化浊汤，每日1剂，水煎，分2次口服。对照组口服绞股蓝总甙片，40mg，每日3次。两组疗程均为8周，此期间停服其他影响血脂的药物。

疗效标准：①显效：血脂检测 TC 下降≥20%，或 TG 下降≥40%，或 HDL－C 上升≥0.2 mmol/L。②有效：血脂检测 TC 下降10%～20%，或 TG 下降20%～40%，或 HDL－C 上升0.1～0.2 mmol/L。③无效：血脂检测未达到有效标准。

治疗结果：治疗组显效20例，有效10例，无效3例，总有效率90.9%。对照组显效10例，有效7例，无效9例，总有效率65.4%。

【按语】

高脂血症与痰浊密切相关。痰浊的形成与高脂饮食、脾失运化、肾失温煦功能有关，尤与肾关系密切。本方中桑寄生、何首乌平补肝肾，阴阳双补；泽泻、茵陈、决明子清热利湿泄浊；山楂、丹参活血化瘀，消食化积。全方以补肾化浊为主，故能收得良效。

益肾降脂汤

【方源】

《"益肾降脂汤"治疗高脂血症50例临床观察》[刘永惠，郑清莲，杨晓峰. 江西中医药，2002，23（10）：20]。

【组成】

紫丹参18g，生山楂18g，何首乌15g，菟丝子15g，女贞子12g，枸杞子15g。

【功效】

滋补肝肾，健脾和胃，化瘀通络。

【疗效评定】

临床资料：治疗组50例，其中男性32例，女性18例；平均年龄52.5岁；病程1～6年，平均3.8年。对照组30例，其中男性18例，女性12例；平均年龄51.9岁；病程1～6年，平均3.5年。中医辨证标准分为肾阳虚型，肝肾阴虚型，脾气虚型，脾肾两虚型。

治疗方法：治疗组服用益肾降脂汤，水煎200ml，每日2次，早晚服。对照组服用绞股蓝总甙片，每次40mg，每日3次。两组均以30天为1个疗程，服药期间停用其他降脂药物。

疗效标准：参照《中药新药临床研究指导原则》相关标准：①临床治愈：治疗后临床症状消失，临床检测指标恢复正常。②显效：治疗后症状基本消失，临床检测指标恢复接近正常。③有效：治疗后症状部分消失，检测指标有改善者。④无效：治疗后症状无恢复，检测指标无变化。

治疗结果

治疗组：①脾气虚11例，临床治愈3例，显效4例，有效2例，无效2例，总有效率81.8%。②肝肾阴虚19例，临床治愈7例，显效9例，有效1例，无效2例，总有效率89.5%。③肾阳虚4例，临床治愈1例，显效1例，有效1

例，无效1例，总有效率75.0%。④脾肾两虚16例，临床治愈4例，显效8例，有效2例，无效2例，总有效率87.5%。合计50例，临床治愈15例，显效22例，有效6例，无效7例，总有效率86%。

对照组：①脾气虚6例，临床治愈1例，显效2例，有效2例，无效1例，总有效率83.3%。②肝肾阴虚10例，临床治愈3例，显效2例，有效2例，无效3例，总有效率70.0%。③肾阳虚6例，临床治愈1例，显效2例，有效1例，无效2例，总有效率66.7%。④脾肾两虚8例，临床治愈2例，显效3例，有效1例，无效2例，总有效率75.0%。合计30例，临床治愈7例，显效9例，有效6例，无效8例，总有效率73.3%

【按语】

益肾降脂汤是名老中医刘茂甫教授治疗高脂血症的经验方。刘老认为，高脂血症其发病在于肝、脾、肾之虚损，以正虚为本，痰瘀为标，属于本虚标实之证。确立补肾化瘀为治疗高脂血症的基本治则。方中枸杞子滋补肝肾，益精明目；丹参祛瘀止痛，活血通络，养心宁心，有功同四物之誉；何首乌补肝肾，养精血，强筋骨；生山楂消食化积，健脾散瘀；菟丝子滋补肝肾，固精缩尿，明目止泻；女贞子滋补肝肾，明目乌发。全方具有滋补肝肾，化瘀通络，健脾和胃之功效。药理研究证明，益肾降脂汤能有效地降低血清TC、TG，提高HDL-C水平，且对于因肝脾肾虚损所致的肝肾阴虚、肾阳虚、脾肾两虚、脾气虚各型高脂血症均有较显著的疗效。

参芪降脂汤

【方源】

《参芪降脂汤治疗原发性高脂血症36例总结》[刘声洪.湖南中医药导报,2002,9(4):19]。

【组成】

生黄芪、熟地黄、泽泻、山药、荷叶、何首乌各30g,党参、山茱萸各15g,白术12g,茯苓、生山楂各20g,水蛭粉(分吞冲服)3g。

痰热内蕴、舌红苔黄者加石菖蒲、天竺黄;腰酸肢冷者加菟丝子。

每日1剂,水煎,分2次口服。

【功效】

健脾补肾,活血化瘀。

【疗效评定】

临床资料:治疗组36例中,男21例,女15例;平均年龄55±6岁。对照组34例中,男19例,女15例;平均年龄56±8岁。

治疗方法:治疗组服用参芪降脂汤,每日1剂,水煎,分2次口服。对照组辛伐他汀10mg,每晚睡前口服。两组均治疗2个月后统计疗效。

疗效标准：①显效：血脂检测达以下任意一项者，即TC下降≥20%，TG下降≥40%，HDL-C上升≥0.26mmol/L。②有效：血脂检测达以下任意一项者，即TC下降10%~20%，TG下降20%~40%，HDL-C上升≥0.104mmol/L且<0.26mmol/L。③无效：血脂检测未达到有效标准者。

治疗结果：治疗组36例，显效19例，有效13例，无效4例，总有效率88.9%。治疗组34例，显效16例，有效13例，无效5例，总有效率85.3%。

【按语】

高脂血症多属本虚标实证，脾肾亏虚为本，痰湿、血瘀为标。故健脾固肾、祛湿化瘀为其治疗大法。参芪降脂汤以六味地黄汤去丹皮加何首乌滋补肝肾；六君子汤去半夏、甘草加黄芪、荷叶健运脾胃，运化水湿，共同发挥滋肾健脾，扶持先天后天之本的作用；再配以水蛭、生山楂等活血化瘀，通脉降脂，兼治痰瘀之标证。

参芪五子降脂汤

【方源】

《参芪五子降脂汤治疗高脂血症临床观察》［何光向，郑宋明. 中华中医药学刊，2007，25（1）：337］。

【组成】

丹参30g，黄芪30g，决明子20g，枸杞子20g，沙苑子

15g，菟丝子10g，白芥子10g，泽泻15g，山楂30g。

脾虚加白术、鸡内金；肾虚加杜仲、何首乌；瘀血阻滞加川芎、赤芍；痰湿壅盛加半夏、胆南星。

【功效】

健脾补肾，活血化瘀。

【疗效评定】

临床资料与治疗方法：选择高脂血症患者88例，随机分为治疗组和对照组，其中治疗组48例用自拟参芪五子降脂汤治疗，每日1剂，水煎，分2次口服，2个月为1个疗程。对照组40例口服多烯康胶丸，每日3次，每次2粒，2个月为1个疗程。治疗时间均为2个月。

疗效标准：参照《中药新药临床研究指导原则》相关标准：①临床控制：临床症状、体征消失，实验室各项检查指标恢复正常。②显效：临床症状、体征明显改善，血脂检测达到以下任一项者：TC下降≥20%，TG下降≥40%，HDL-C上升≥0.26mmol/L，TC-HDL-C/HDL-C下降≥20%。③有效：临床症状、体征均有好转，血脂检测达到以下任一项者：TC下降≥10%但<20%，TG下降≥20%但<40%，HDL-C上升≥0.104mmol/L但<0.26mmol/L，TC-HDL-C/HDL-C下降≥10%但<20%。④无效：治疗后症状、体征无明显改善，血脂检测未达到以上标准。

治疗结果：治疗组48例，临床控制8例，显效16例，有效18例，无效6例，总有效率87.5%。治疗组40例，临床控制4例，显效10例，有效14例，无效12例，总有效率70%。

【按语】

高脂血症以脾气虚弱、肝肾亏虚为本,痰浊、瘀血阻滞为标。因此,扶正祛邪、标本同治是治疗本病的根本法则,而健脾益气补肾、祛瘀化湿泄浊是治疗高脂血症的基本原则。参芪五子降脂汤中,黄芪、丹参、山楂益气活血化瘀;枸杞子、沙苑子、菟丝子补脾养肝益肾;泽泻、决明子、白芥子祛湿化痰通络。诸药合用,益气活血、健脾益肾、祛痰通络、扶正祛邪,切中病机,浊脂自消。

参乌降脂汤

【方源】

《参乌降脂汤治疗高脂血症72例总结》[李小平. 湖南中医杂志,2003,19(5):7]。

【组成】

何首乌20g,太子参15g,草决明10g,大黄5g,三七粉3g,山楂15g,路路通15g。

【功效】

健脾补肾,活血化瘀。

【疗效评定】

临床资料:根据患者就诊的先后顺序按2∶1的比例,随机分为两组。治疗组72例中,男33例,女39例;年龄37~

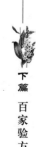

63岁,平均49.35±9.83岁;病程1个月~16年,平均6.9±5.27年;血清TC高者23例,血清TG高者31例,混合型18例;伴冠心病19例,高血压16例,脂肪肝21例,其他9例。对照组36例中,男16例,女20例;年龄35~64岁,平均47.69±9.78岁;病程1个月~15年,平均7.14±5.19年;血清TC高者9例,血清TG高者18例,混合型者9例;伴冠心病10例,高血压8例,脂肪肝8例,其他4例。

治疗方法:治疗组服用参乌降脂汤,每日1剂,水煎,分2次服。对照组口服绞股蓝总甙胶囊,每次3粒(每粒含绞股蓝总甙20mg),每日3次。两组均以4周为1个疗程。

疗效标准:参照《中药新药临床研究指导原则》相关标准:①临床控制:治疗后血脂检测恢复正常。②显效:治疗后血脂检测达到以下任何一项者,即TC下降≥20%,或TG下降≥40%,或HDL-C上升≥0.26mmol/L,或TC-HDL-C/HDL-C下降≥20%。③有效:治疗后血脂检测达到以下任何一项者,即TC下降>10%且<20%,或TG下降≥20%且<40%,或HDL-C上升≥0.104mmol/L且<0.26mmol/L,或TC-HDL-C/HDL-C下降≥10%且<20%。④无效:治疗后血脂检测无明显改善或改善达不到有效标准。

治疗结果:治疗组72例,临床控制11例,显效30例,有效19例,无效12例,总有效率83.33%。治疗组36例,临床控制3例,显效9例,有效12例,无效12例,总有效率66.67%。

【按语】

高脂血症的病机乃肝脾肾三脏功能失调,致痰瘀内生,阻塞脉道，清阳不升，浊阴不降而发病，因此治疗上当调理肝脾肾三脏。自拟参乌降脂汤中何首乌补益肝肾，太子参益气养阴，为君药。草决明润肠通便，现代药理研究证实有降低血清TC的作用；山楂健运中焦，消食化痰；三七活血化瘀，且经现代药理研究证实也有降血脂的功用，三药共为臣药。大黄通腑而能化瘀，使痰浊瘀血自肠道而去；路路通能通达十二经，使诸药能通达全身，二药同为佐使。诸药合用，共奏调肝肾，补气阴，运脾胃，祛痰浊，化瘀血的功效，使正气充，脉络畅，痰浊消，血脂血降。

调脂通脉饮

【方源】

《调脂通脉饮治疗高脂蛋白血症疗效观察》〔朱圣科．河南中医学院学报，2004，19（6）：66〕。

【组成】

制何首乌、金樱子、决明子、薏苡仁各30g，茵陈、泽泻各24g，山楂18g，大黄（酒制）6g，柴胡、枳实、郁金各12g。

偏于肝肾阴虚，肝阳上亢，眩晕明显者，加天麻、桑寄生、生代赭石；若兼脾失健运，脘痞腹胀，倦怠乏力者，加黄芪、白术、炒莱菔子；肢麻显著者，加丹参、桃仁、桑枝。

【功效】

健脾补肾，活血化瘀。

【疗效评定】

临床资料：将96例患者随机分为治疗组49例，对照组47例，其中门诊35例，病房61例；男60例，女36例；年龄最小36岁，最大82岁，平均60.2岁；病程最短者1年，最长者21年，平均9.8年。临床表现多见头昏，乏力，胸脘痞闷，肢体麻木，舌质红，苔白，脉滑；中医辨证为肝肾阴虚，血瘀痰浊。

治疗方法：治疗组口服调脂通脉饮，水煎服，每日1剂，分早晚2次服用。对照组口服血脂康胶囊，每次0.6g，每日2次。治疗组与对照组均以21天为1个疗程，连服2个疗程后判定疗效。

疗效标准：参照《中药新药临床研究指导原则》相关标准：①显效：治疗后血脂检测达到以下任何一项者，即TC下降≥20%，或TG下降≥40%，或HDL-C上升≥0.26 mmol/L。②有效：治疗后血脂检测达到以下任何一项者，即TC下降≥10%但<20%，TG下降≥20%但<40%，HDL-C上升≥0.14 mmol/L但<0.26 mmol/L。

治疗效果：治疗组49例，显效37例，有效9例，无效3例，总有效率93.87%。对照组47例，显效21例，有效16例，无效10例，总有效率78.72%。

【按语】

调脂通脉饮旨在滋养肝肾，行滞泄浊，补泻兼施，标本兼顾。方中何首乌、金樱子、决明子补肝肾固精气；薏苡仁、茵陈、泽泻渗湿利水消痰；山楂、大黄化积通腑祛瘀；柴胡、枳实、郁金疏肝行滞，条达气机。全方补而不腻，固而不涩，利而不伤，正是《素问·至真要大论》所谓"疏其血气，令其调达，而致和平"之意。

茯苓泽泻汤加味

【方源】

《茯苓泽泻汤加味治疗高脂蛋白血症49例》[展照双，王加锋．北京中医，2004，23（1）：24]。

【组成】

茯苓30g，泽泻15g，桂枝9g，白术10g，生山楂30g，甘草6g，生姜3片。

兼痰瘀内阻者加红花10g，丹参15g；兼脾肾阳虚者加干姜10g，炮附子10g，淫羊藿10g；兼肝气郁滞者加柴胡15g，当归10g，白芍15g。

【功效】

健脾补肾，活血化瘀。

【疗效评定】

临床资料：将96例患者随机分为治疗组49例，对照组47例。其中门诊25例，病房71例；男60例，女36例；年龄最小36岁,最大82岁,平均65.22岁;病程最短者1年,最长者19年,平均9.61年;临床表现多见乏力,纳呆,胸脘痞闷,头昏,形体偏胖,舌淡胖,苔白而润,脉滑。中医辨证为脾虚痰湿型。

治疗方法:治疗组口服茯苓泽泻汤加味,水煎服,每日1剂,分早晚2次服用。对照组口服血脂康胶囊,每次0.6g,每日2次。治疗组与对照组均以3周为1个疗程,连服2个疗程后判定疗效。

疗效标准:参照《中药新药临床研究指导原则》相关标准:①显效:治疗后血脂检测达到以下任何一项者,即TC下降≥20%,或TG下降≥40%,或HDL-C上升≥0.26mmol/L。②有效:治疗后血脂检测达到以下任何一项者,即TC下降≥10%但<20%,TG下降≥20%但<40%,HDL-C上升≥0.140mmol/L但<0.26mmol/L。③无效:治疗后血脂检测无明显改善或改善达不到有效标准。

治疗效果:治疗组49例,显效37例,有效9例,无效3例,总有效率93.9%。对照组47例,显效21例,有效16例,无效10例,总有效率78.7%。

【按语】

水湿痰浊既是机体水液代谢障碍形成的病理产物,又能作为致病因素作用于机体,导致脏腑功能失调,产生新的疾病。茯苓泽泻汤以健脾益气,化痰降浊为法,功善通阳化气,健脾蠲饮。方中茯苓健脾化痰利湿。白术味苦性温,可健脾燥湿化饮而降浊。茯苓配白术,健脾益气,有祛水湿,截痰源,助消导,去瘀滞之功。山楂健脾和胃,活血化瘀,痰瘀同治。泽泻

"泻伏水，去留垢"，《本草纲目》云其能"渗湿热，行痰饮"。桂枝温阳化气，与茯苓、泽泻相合，调气机而利饮邪。生姜温胃散寒，宣畅中气以化饮，合桂枝共奏温胃助阳化饮之功，阳气温运畅行，自无饮邪复生之虞。甘草益气，与茯苓相合，益气健脾，固本扶正，且有温之不可太过之义。诸药合用，充分体现了仲景"病痰饮者，当以温药和之"的精神，使脾气健，痰饮清，浊邪降，膏脂除，则病自愈。如兼见他证，应随证加减。

加味瓜蒌薤白半夏汤

【方源】

《瓜蒌薤白半夏汤加味治疗高脂血症60例》[赵喜锦．河南中医，2003，23（7）：8]。

【组成】

瓜蒌15g，薤白12g，半夏10g，党参15g，黄芪30g，白术15g，茯苓15g，陈皮15g，泽泻10g，水蛭3g，川芎10g，槐米10g，山楂15g，甘草6g。

【功效】

健脾补肾，活血化瘀。

【疗效评定】

临床资料：60例均为门诊及住院患者，其中男28例，女

22例；年龄32~75岁，平均年龄57.6岁。以符合血清TC≥6.0mmol/L，血清TG≥1.70 mmol/L，血清HDL-C≤1.04 mmol/L中一项或一项以上为高脂血症诊断标准。两者均增高者46例，单纯血清TC增高者8例，单纯血清TG增高者6例。血清HDL-C低于正常下限者22例。伴冠心病12例，高血压15例，脂肪肝8例。

治疗方法：瓜蒌薤白半夏汤加味水煎服，每日1剂，连服6天，休息1天。4周为1个疗程。连用2个疗程评判疗效。

疗效标准：①显效：血脂检测达下述任意一项者：TC下降≥20%，TG下降≥40%，HDL-C上升≥0.26 mmol/L。②有效：血脂检测达以下任一项者：TC下降10%~20%，TG下降20%~40%，HDL-C上升0.104~0.26 mmol/L。③无效：未达到上述标准。

治疗效果：显效者34例（56.7%），有效者20例（占33.3%），无效者6例（占10%）。总有效率为90%。

【按语】

高脂血症的发生与肝脾肾三脏关系密切，而脾脏功能失调为关键。本病的性质为本虚标实，本虚是指肝脾肾三脏功能失调，尤其是脾失健运；标实是痰湿、血瘀。本病主要病机为脾虚痰湿，瘀血阻滞。治疗以益气健脾，祛湿化痰，活血化瘀为主。本方正体现了这一治法。方中瓜蒌、半夏、薤白、陈皮以温化痰湿；黄芪、党参、白术、茯苓、泽泻益气健脾，利湿化湿；水蛭、川芎、山楂、槐米活血化瘀，通利血脉。诸药合用，以达扶正祛邪，标本兼治之功。

黑白双金饮

【方源】

《黑白双金饮治疗高脂血症65例疗效观察》[郭兴旺，王东，毛红．中国中药杂志，2002，29（11）：1092]。

【组成】

何首乌20g，决明子20g，丹参15g，山楂15g，泽泻20g，白芍10g，郁金15g，鸡内金10g，当归10g。

阴虚湿阻者，加苍术10g，桂枝10g；气滞血瘀者，加桃仁10g，红花10g；痰浊内盛者，加半夏10g，茯苓30g。

【功效】

健脾补肾，活血化瘀。

【疗效评定】

临床资料：97例患者依2∶1随机分为两组。治疗组65例中，男40例，女25例；年龄最大73岁，最小29岁，平均46.8岁；病程最短8个月，最长13年，平均27个月。对照组32例，男19例，女13例；年龄最大69岁，最小28岁，平均45.3岁；病程最短9个月，最长11年，平均23个月。

治疗方法：治疗组服黑白双金饮，每日1剂，水煎取汁300ml，分2次口服。60天为1个疗程，结束后复查血脂情况。对照组服辛伐他汀，每次20mg，每日1次，60天为1个

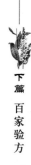

疗程，结束后复查血脂情况。

疗效标准：参照《中药新药临床研究指导原则》相关标准：①显效：血脂检测 TC 下降≥20%，或 TG 下降≥40%，或 HDL-C 上升≥0.26 mmol/L。②有效：血脂检测 TC 下降 10%~20%，或 TG 下降 20%~40%，或 HDL-C 上升 0.14~0.25 mmol/L。③无效：实验室检查达不到有效标准。

治疗结果：治疗组 65 例，显效 36 例，有效 27 例，无效 2 例，总有效率 96.92%。对照组 32 例，显效 18 例，有效 13 例，无效 1 例，总有效率 96.88%。

【按语】

高脂血症其病变在血，主要病机是脾失健运，湿浊内生，气血化源失常，以致痰瘀相搏，气血郁滞不畅。因此，以化痰降浊，活血化瘀为主治其标，辅以健脾益气，强本清源治其本。黑白双金饮中山楂、鸡内金健脾胃消食以导滞，散宿血，消瘀血；何首乌补肝肾，益精血，解毒通便，润肠清血降脂减肥；白芍、决明子养阴柔肝而轻泻；泽泻渗湿降浊；丹参、当归、郁金，活血散瘀，清心解郁，化痰。诸药配合，共奏降脂之功效。

六味地黄丸合瓜蒌薤白半夏汤加减

【方源】

《聂惠民教授治疗高脂血症的经验》［张秋霞．北京中医药大学学报，2003，10（3）：38]。

【组成】

生地黄、熟地黄各 12g，山药 20g，山茱萸 12g，泽泻 10g，丹皮 12g，茯苓 15g，薤白 6g，全瓜蒌 10g，法半夏 15g，生龙骨、生牡蛎各 30g。

【功效】

补益肾阴，化痰活血祛瘀。

【验案】

李某，女，65 岁，1998 年 11 月 26 日初诊。

头晕、耳鸣，腰膝酸楚已经半月余。现症见：体形较肥胖，偶有胸闷，心悸，睡眠欠佳，饮食尚可，易大便秘结。舌质红，舌体胖大，薄白苔，脉沉略弦。血压 150/95mmHg。血脂：TC 6.9mmol/L，TG 4.9mmol/L，HDL-C 0.4 mmol/L。

辨证：肾阴不足，夹痰夹瘀。

治则：补益肾阴，化痰活血祛瘀。

处方：生地黄、熟地黄各 12g，山药 20g，山茱萸 12g，泽泻 10g，丹皮 12g，茯苓 15g，薤白 6g，全瓜蒌 10g，法半夏 15g，生龙骨、生牡蛎各 30g。7 剂水煎服。另嘱咐患者每天坚持用少量草决明代茶饮，并且要注意饮食的合理搭配，坚持适度的运动锻炼，保持心情愉快，怡情养性。

经过 1 年多的调治，患者的整体情况良好，血脂基本正常。

【按语】

老年高脂血症的发病机制与青年患者有很大的区别，老年

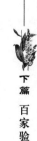

高脂血症大多数是在正虚基础上出现痰浊瘀血停留，而且往往还伴随着其他疾病，治疗难度较大，疗程较长。六味地黄丸合瓜蒌薤白半夏汤用于治疗肾阴不足，夹痰夹瘀的老年高脂血症患者，取得了非常满意的疗效。

姚培发降脂膏方

【方源】

《姚培发膏方经验谈》［张良茂．中医文献杂志，1999，2：38］。

【组成】

熟地黄150g，枸杞子100g，桑寄生150g，厚杜仲150g，夏枯草120g，酸枣仁150g，荷叶100g，虎杖150g，生小蓟200g，桃仁100g，丹参150g，木瓜100g，土鳖虫100g，辛夷90g，苍耳子90g，党参150g，葛根150g，山楂150g，苍白术各120g，鸡内金100g，浮小麦300g，碧桃干100g，牡蛎300g，红枣100g，炙甘草60g，生晒参（另炖兑入）100g，真阿胶200g，鹿角胶100g，龟甲胶100g。

阿胶、鹿角胶、龟甲胶黄酒浸炖烊，并冰糖500g，饴糖200g，收膏用。

【功效】

补肾益气健脾，化瘀泄浊。

【验案】

徐某，男，49岁。

素有"哮喘"病史20余年。平素感冒则喘，3年前患"心肌炎"后，胸闷，心慌时作。去年查出高脂血症。现腰酸乏力，耳鸣阵发，夜间盗汗，面容暗黄无华，二目内皆有脂斑，纳食欠馨，二便尚可。脉细濡，舌苔滑腻。

辨证：肾虚气弱，脾运失健，痰浊交阻。

治则：补肾益气健脾，化痰泄浊。

处方：降脂膏方。

【按语】

姚培发老中医善用膏方补肾健脾，培补先天、后天之本。但针对痰浊内阻所致血脂较高者，可在方中加入大剂桃仁、丹参、土鳖虫祛瘀，荷叶、虎杖、夏枯草、木瓜、山楂、小蓟以化浊利湿，而苍白术、鸡内金运脾燥湿导滞，更寓深意。姚老习以生小蓟、山楂、决明子、泽泻用于高脂血症，疗效良好。

左归饮加减

【方源】

《老年高脂血症辨治经验》[杨坚毅.中医杂志，2001，42（9）：529]。

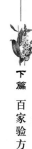

【组成】

生地黄、熟地黄、山楂、黄精、山茱萸、枸杞子、杜仲、土茯苓、何首乌、鳖甲各15g，山药、泽泻、丹参、桑寄生各20g，川芎、僵蚕各20g，水蛭粉（冲服）6g。

【功效】

滋补肝肾，益阴填精，涤痰化瘀。

【验案】

丘某，男，62岁，教师，1995年11月9日初诊。

胸闷胸痛、头晕肢麻反复2年。现症见头晕眼花，心悸胸闷，肢体麻木，口咽干燥，记忆力减退，腰酸耳鸣。舌质暗红，舌底脉络迂曲，苔薄黄，脉弦细涩。血脂：TC 8.2mmol/L，TG 3.21mmol/L。心电图、动态心电图监测均正常。血液流变学检查：全血高低切黏度、血浆黏度均异常增高，提示高黏血症。

中医诊断：胸痹。

西医诊断：高脂血症，高黏血症。

辨证：肝肾不足，痰瘀阻络。

治则：滋补肝肾，益阴填精，涤痰化瘀。

处方：左归饮加减。生地黄、熟地黄、山楂、黄精、山茱萸、枸杞子、杜仲、土茯苓、何首乌、鳖甲各15g，山药、泽泻、丹参、桑寄生各20g，川芎、僵蚕各20g，水蛭粉（冲服）6g。每日1剂，水煎服。

连服25剂后，症状消失，精力充沛，纳寐佳，舌淡红，苔薄白，脉弦细。复查血脂、血液流变学均属正常范围。

【按语】

老年人血脂高多以肝肾精血亏虚为主，治宜补益肝肾，养阴填精。可选用左归丸化裁。药用熟地黄、山茱萸、枸杞子、何首乌、泽泻、杜仲、桑寄生、土茯苓、山药、黄精等。加入鳖甲血肉有情之品则补肾填精效果更佳。

加减六味地黄汤

【方源】

《廖作淳治疗高脂血症经验》 ［邓汉成．江西中医药，1994，25（5）：25］。

【组成】

生地黄15g，泽泻15g，丹皮6g，山茱萸6g，草决明15g，丹参12g，枸杞子12g，茵陈12g，虎杖15g，蒲黄6g，北山楂15g。

【功效】

滋补肾阴，活血化瘀。

【验案】

钟某，男，55岁，干部，1991年3月16日初诊。

患者头痛，眩晕月余。现夜寐不安，梦多，口干，大便秘结，舌尖红，苔少，细数。患者素来嗜好饮酒，每日饮酒900ml以上。血脂：TC 15mmol/L，TG 6.3mmol/L，HDL-C

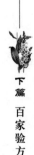

7.2mmol/L。血压158/105mmHg。

辨证：肝肾阴虚。

治则：滋阴清热。

处方：六味地黄汤加减。生地黄15g，泽泻15g，丹皮6g，山茱萸6g，草决明15g，丹参12g，枸杞子12g，茵陈12g，虎杖15g，蒲黄6g，北山楂15g。

服药2个月，症状基本消失，血脂复查全部恢复正常。

【按语】

廖老认为，高脂血症阴虚者多与过度饮酒及喜食辛香、油炸之品有关；阳虚者常和过食肥甘、嗜好动物内脏有关。根据这一特点，治疗时，廖老在辨证的基础上，阴虚者常在处方中加入山楂、女贞子、地骨皮、枸杞子、何首乌等养阴降脂药。若因肝肾阴虚而出现眩晕头痛、不寐梦多之表现，廖老用六味地黄汤化裁来滋阴清热，加草决明、茵陈、虎杖清肝降脂，枸杞子、山茱萸益肾降脂，丹参、蒲黄活血降脂，以防治动脉硬化。

十味降脂汤

【方源】

《吴光烈临床经验集》（周建宣，吴盛荣．厦门大学出版社，1996）。

【组成】

山楂30g，何首乌30g，丹参15g，大黄9g，枳实12g，黄精20g，桑寄生15g，半夏9g，当归9g，决明子15g。

【功效】

健脾补肾，活血化瘀。

【疗效评定】

临床资料：本组125例均系来自门诊患者，其中男性85例，女性40例；年龄最大者75岁，最小者40岁，平均年龄为55岁；病程最短者半年，最长者15年。125例中，血清TC增高者65例，血清TG增高者52例，混合型8例。有高血压病史者55例，最长病史为20年；冠心病47例；糖尿病10例。

治疗方法：十味降脂汤水煎服，每日1剂。服药1个月为1个疗程。一般1~2个疗程即见效。胸闷、胸痛者加瓜蒌20g，薤白15g；心悸、失眠者加酸枣仁15g，远志6g；眩晕、呕吐者加半夏12g，天麻15g；头晕发胀者加菊花6g，川芎9g；胁痛者加白芍15g，延胡索9g；耳鸣者加磁石15g，蝉蜕6g。服药期间停用有降脂作用的西药及中成药。

疗效标准：①凡治疗前经血脂检验测定有一项或两项指标高于正常值，治疗一个或两个疗程后均降至正常范围，且临床症状明显好转或消失为显效。②治疗前血脂检测有两项指标增高，治疗后有一项降至正常范围，且临床症状减轻或好转为有效。③治疗后血脂检测指标增高或均未降至正常范围或仅有回升者为无效。

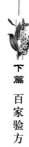

疗效结果：125 例患者中有 62 例显效，54 例有效，9 例无效。总有效率为 92.8%。

【验案】

李某，男，68 岁，离休干部，1994 年 10 月 25 日初诊。

头晕伴有右侧肢体麻木两天。患者有高血压病史已 10 余年，平素头昏脑涨，烦躁易怒，口苦，纳呆，少寐。近日来眩晕加重，且出现右侧肢体麻木、心悸、气短。舌质淡红，苔薄黄，脉弦。血压 180/107mmHg。血脂：TC 6.76mmol/L，TG 2.6mmol/L。肝功能、血糖检查均正常。

经用自拟"十味降脂汤"加天麻 15g，菊花 6g，川芎 9g，治疗 1 个月后，临床症状消失，血脂正常（TC 5.10mmol/L，TG 1.22mmol/L）。半年后复查，病情稳定，血脂均在正常范围内。

【按语】

十味降脂汤是著名老中医吴光烈主任医师的经验方。方中以山楂、枳实、半夏消导利气，化痰逐瘀；何首乌、黄精、桑寄生滋补肝肾，并有较强的降血脂作用；丹参、当归、半夏养血活血，行瘀通脉；决明子清肝胆郁热，通畅腑道；大黄活血通便，清热解毒。诸药合用，具有消痰降浊，祛脂降压之功效。现代药理研究证实，上述药物有降低血清 TC 和 TG 的作用，同时对减轻主动脉粥样硬化，消除病灶，抑制 TC 吸收也有一定的效果。

乌芪降脂汤

【方源】

《自拟乌芪降脂汤治疗高脂血症52例》[仇丽伟,杨建丰.河南中医,2002,22(3):41]。

【组成】

何首乌30g,黄芪20g,枸杞子20g,桑寄生15g,山楂20g,地龙15g,丹参30g,大黄15g,泽泻15g。

头痛眩晕明显者加夏枯草、天麻各30g;肢体麻木较重者加鸡血藤、续断各30g,当归、赤芍各20g;肢体刺痛者加蒲黄、姜黄各10g;烦躁失眠者加酸枣仁30g,远志10g;胸闷气短者加全瓜蒌15g,薤白10g;善太息者加柴胡、郁金各10g;颈部发胀者加葛根12g。

【功效】

健脾补肾,活血化瘀。

【疗效评定】:

临床资料:本组52例患者中,男35例,女17例;年龄45~71岁,平均58.3岁;病程最短5个月,最长11年,平均3.9年;单纯TC增高者19例,单纯TG增高者21例,两项均增高者12例。

治疗方法:用自拟乌芪降脂汤治疗1个月为1个疗程,治疗2个疗程后判定疗效。

疗效标准：参照《中药新药临床指导原则》相关标准：①显效：临床症状、体征基本消失，血脂检测TC下降≥20%，或TG下降≥40%。②有效：血脂检测TC下降≥10%但<20%，或TG下降≥20%但<40%。③无效：治疗后症状、体征与血脂检测无明显改善者。

治疗结果：52例中，显效22例，有效25例，无效5例，有效率90.38%。

【按语】

高脂血症以中老年患者居多。盖人进入中老年，脾肾渐虚，肾虚温煦失司，阴凝为饮，浊脂内生；脾虚健运失常，水谷津液不为其用，反凝结为痰。肾为先天藏精之脏，脾为后天生化之源，脾肾两虚，生化乏源，血脉空虚，血行迟缓，瘀血内生。日久则痰瘀互结，壅于体内，共成气虚血瘀，痰浊内阻之势。因高脂血症病机以脾肾虚损为本，痰湿浊瘀为标，故治疗当以补益脾肾，化痰祛瘀为法。自拟乌芪降脂汤中，何首乌、枸杞子、桑寄生性味醇厚温和，功善补肝肾，健脾胃，益精血，除内眩。黄芪壮元气，养脾胃，利水湿；泽泻甘淡性寒，利水渗湿泄热，还有补益脏器，除五脏痞满之功，黄芪、泽泻相配以绝痰湿之源。地龙为破血化瘀峻药，可搜剔脏腑经络痰浊瘀垢；丹参活血祛瘀；山楂消食化积，化瘀散结；大黄推陈出新，逐瘀通经，通便泄浊。本方诸药相伍，有补有泻，补不腻滞，泻不伐正，既调脏腑功能，又祛血中浊邪，使脾肾得补，痰瘀得化，浊邪得除，则诸症可愈。现代药理研究也证明，何首乌、枸杞子、山楂、泽泻、丹参等药物，能抑制人体内 TC 和 TG 的吸收、分解、排泄及其在血管壁的沉积等，诸药合用，可加强降低血脂水平的作用。

健脾消脂饮

【方源】

《健脾消脂饮治疗高脂血症 60 例》［罗列波．河北中医，1999，21（2）：92］。

【组成】

黄芪 30g，党参 10g，茯苓 15g，白术 15g，泽泻 15g，山楂 10g，神曲 10g，陈皮 6g，丹参 30g，川芎 10g。

头晕者加天麻、钩藤；大便秘结者加大黄、黄连；腰酸膝软者加桑寄生、杜仲；心前区闷痛者加郁金、三七；恶心欲呕者加半夏、干姜；心悸者加龙骨、牡蛎。

【功效】

益气健脾，祛瘀消积。

【疗效评定】

临床资料：本组 60 例患者中，男 28 例，女 32 例；年龄 42～78 岁，平均 56 岁；病史最短 2 个月，最长 20 年；60 例中伴高血压者 20 例，冠心病 30 例。全部病例治疗前查血脂：TC≥6.5mmol/L，或 TG≥1.58mmol/L，和（或）HDL－C≤1.04 mmol/L。

治疗方法：自拟健脾消脂饮，每日1剂，水煎分2次服，1个月为1个疗程。

疗效标准：①显效：血脂检查TC下降≥20%，或TG下降≥40%，或HDL-C上升≥0.26mmol/L。②有效：血脂检查TC下降10%~20%，或TG下降20%~40%，或HDL-C上升0.10~0.26mmol/L。③无效：血脂检查未达有效标准。

治疗结果：显效42例，占70%；有效13例，占21.7%；无效5例，占8.3%。总有效率为91.7%。

【验案】

黄某，男，60岁，1997年10月8日就诊。

患者因胸闷、心悸3年，加重1个月而来诊。曾在某医院确诊为高脂血症、冠心病，长期服用中西药治疗未见明显效果。现症见：胸闷，心悸气短，神疲易倦，纳呆。舌胖，边有齿痕，舌质暗，苔白腻，脉结而弱。血压112.5/82.5mmHg，心率80次/分，心脏听诊早搏2~3次/分钟。心电图示心肌缺血，偶发室性早搏。血脂：TC 7.8mmol/L，TG 1.8mmol/L，HDL-C 0.9mmol/L。

辨证：脾虚不运，痰湿内生，瘀阻脉络。

治则：健脾益气，消食化积，祛瘀通络。

处方：健脾消脂饮加减。黄芪30g，党参10g，白术15g，白茯苓20g，泽泻15g，山楂15g，神曲10g，丹参30g，川芎10g，红花6g，龙骨30g，牡蛎30g，陈皮6g。每日1剂，水煎分2次服。

服药3剂，病情好转，随症加减，续服1个月后，诸症完全消失。复查血脂：TC 6.2mmol/L，TG 1.03 mmol/L，HDL-

C 1.2 mmol/L，心电图示大致正常心电图，心脏听诊未闻及早搏。继续饮食调节，随访1年，诸症未发，复查血脂正常。

【按语】

高脂血症是以虚为本，痰浊瘀血为标的虚实夹杂之证，治疗宜标本兼治，以益气健脾，祛瘀消积为主。健脾消脂饮中黄芪、党参、白术健脾益气，以固其本，使脾气旺盛，水谷精微得化，清浊得分；茯苓、泽泻健脾渗湿；山楂、神曲消食化积，以消多余之脂积；陈皮理气健脾；丹参、川芎活血祛瘀通脉，并得补气药之力，使气行血行，气顺脉通。全方有攻有补，标本兼施，既能消脂祛瘀，使滞留体内之痰浊瘀脂消散，又可健脾益气，恢复其运化传输之力，以杜痰浊瘀血滋生之源。药理研究证实，健脾消脂饮中泽泻、山楂、丹参等药均具有明显降低血清 TC、TG，升高血清 HDL-C 的作用，并减轻动脉粥样硬化的发生；而丹参、川芎等活血药则具有扩张血管，改善微循环，抑制血小板黏附和聚集，降低血液黏稠度，增强血管弹性等作用，可改善血液的浓、黏、凝、聚状态。全方通过辨证与辨病相结合，切中病机，达到良好的治疗效果。

海芎汤

【方源】

《海芎汤治疗高脂血症60例》[张旗，张学忠，张公业．安徽中医学院学报，1998，17（5）：13]。

【组成】

海藻、泽泻、昆布、生瓦楞子、山楂、赤芍各15~25g，红花、川芎、丹皮各9~15g，桑寄生、何首乌各20g。

【功效】

健脾补肾，化痰活血。

【疗效评定】

临床资料：60例患者中，男38例，女22例；其中血清TC增高者29例，血清TG增高者14例，两者同时增高者17例；年龄最小者37岁，最大者72岁，其中以45~55岁之间为多，共31例。60例中合并高血压病27例，冠心病11例，糖尿病9例。

治疗方法：海芍汤水煎服，每日1剂，早晚各煎服1次，每次服300ml左右，连服1个月判断疗效。

疗效标准：参照《中药新药临床研究指导原则》相关标准：①显效：血脂检查达以下任一项者，TC下降≥20%，TG下降≥40%，HDL-C上升≥0.26mmol/L。②有效：血脂检查达以下任一项者，TC下降10%~19%，TG下降20%~39%，HDL-C上升0.10~0.25mmol/L。③无效：血脂检查未达到有效标准。

治疗结果：60例中，显效23例，有效28例，无效9例。总有效率85%。

【按语】

高脂血症与肝脾肾三脏功能失调，导致脂浊内生，瘀血阻滞有关，故治疗上重在化痰浊，行瘀滞。海芍汤中取海藻、昆布、生瓦楞子、泽泻化痰祛脂，利湿降浊；赤芍、川芎、红花、丹皮、山楂等活血行瘀，山楂亦善消肉积，健脾和胃；桑寄生、何首乌调和肝肾。现代药理研究表明，山楂、泽泻、赤芍、何首乌等具有明显的降脂作用，山楂、丹皮等还能软化血管，降低血压。此外，海藻、赤芍、川芎等具有稀释血液，预防血栓形成的作用。故本方在降脂同时，对冠心病、高血压、脑血栓等亦有一定的防治作用。

降脂化瘀汤

【方源】

《自拟降脂化瘀汤治疗高脂血症78例临床观察》（中国中医药报，2004-01-05）。

【组成】

何首乌30g，生山楂15g，白术、茯苓各10g，决明子15g，水蛭15g，大黄10g，泽泻20g，炙甘草5g。

【功效】

健脾补肾，活血化瘀。

【疗效评定】

临床资料：本组78例均为住院及门诊患者，其中男性46例，女性32例；年龄最大者82岁，最小者45岁，平均年龄56岁；伴有中风先兆者25例，高血压者37例，中风28例，

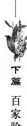

冠心病 28 例。

治疗方法：自拟降脂化瘀汤，每日 1 剂，1 个月为 1 个疗程，连服 2 个疗程。

疗效标准：①显效：血脂检查达以下任何一项者：TC 下降≥20%，TG 下降≥40%，HDL-C 上升≥0.26mmol/L。②有效：血脂检查达以下任何一项者：TC 下降 10%~19%，TG 下降 20%~39%，HDL-C 上升 0.104~0.234mmol/L。③无效：血脂检查未达到有效标准者。④恶化：血脂检查达下列任何一项者：TC 上升≥10%，TG 上升≥10%，HDL-C 下降≥0.104mmol/L。

治疗效果：显效 59 例，占 75.6%；有效 17 例，占 21.8%；无效 1 例，占 1.3%；恶化 1 例，占 1.3%。总有效率 96%。

【验案】

案 1

患者，男，55 岁，2001 年 8 月 5 日初诊。诉头晕乏力，腰酸肢软，目涩视糊。查舌红少津，脉细数。血脂：TC 8.01mmol/L，TG 2.43mmol/L。投上方，每日 1 剂水煎服，连服 1 个疗程后，以上症状明显减轻。继服 60 剂，症状基本消失，复查 TC 5.61mmol/L，TG 1.28mmol/L。遂以肾气丸善后。随访 1 年未见复发。

案 2

患者，女，48 岁，2002 年 3 月 7 日初诊，自述患高脂血症 2 年，长期服用力平脂，用药时有效，停药后血脂即升高。现形体肥胖，气短乏力，时有便秘，纳谷欠佳，口中黏腻，舌体胖边有齿印，舌苔中后腻，脉濡。血脂：TC 6.0mmol/L，TG 7.86mmol/L。嘱停服力平脂，予服上方，每日1剂水煎服。药进7剂，诸症减轻，守方续进至1个疗程，诸症消失，复查TC 4.68mmol/L，TG 1.55mmol/L。继续服药4个月后，自行停药。一直低脂饮食，适当运动，随访半年，血脂未见反弹。

案3

患者，男，65岁，2002年4月12日初诊。自述近3个月来，头晕胀痛，四肢麻重，胸膈满闷。查舌质暗，苔厚腻，脉弦滑。血压173/109mmHg。血脂：TC 7.68mmol/L，TG 3.42mmol/L。投上方，每日1剂水煎服。30天后，症状明显减轻。继服2个疗程，头晕肢麻大减，其他症状消失。复查血脂：TC 5.81mmol/L，TG 1.68mmol/L。血压146/83mmHg。嘱服天麻颗粒1包，每日2次，调理巩固疗效，随访至今未复发。

【按语】

降脂化瘀汤中何首乌滋肾补肝，为主药；生山楂、水蛭、大黄活血祛瘀；白术、泽泻、决明子祛湿利水化浊；茯苓专入脾胃，兼入心肾，色白入肺，上渗脾肺之湿，下伐肝肾之邪；甘草调和诸药。全方共奏补肝肾，祛湿浊，活血化瘀之功效。现代药理研究证明，何首乌有明显抑制血清TC、TG升高的作用，可延缓动脉粥样硬化的形成和发展，何首乌具有抑制β-羟基、β甲基戊二酰辅酶A还原酶活性的作用，从而抑制脂质和TC的合成，其含卵磷脂能阻止TC在肝内沉积，阻止类脂质在血清中滞留，或渗透到动脉内膜，有减轻动脉粥样硬化的作用。何首乌还具有纤溶性，能促进纤维蛋白原裂解，延缓粥

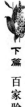

样硬化的发生。生山楂具有调解血脂代谢失常的作用,动物实验证明,山楂不但能降低血脂,减轻脂类在器官的沉积,还有降压、扩张冠脉,增加心肌血流量,抗心律失常等作用。临床与动物实验都表明,泽泻有明显的降血清 TC、TG 和升高血清 HDL-C 的作用,其降脂原理为泽泻含泽泻醇及其衍生物均有降脂作用,抑制脂质的吸收和合成,并加速其转运、排泄。另外,泽泻还有降压、降糖的作用。通过临床观察证实,降脂汤是通过促进脂质的代谢或抑制肠道对其吸收从而降低血脂,改善血液循环及临床症状的,而且无不良反应。

和血通络汤

【方源】

《和血通络汤治疗高脂血症60例小结》[陆晓东,金耀卿,姜芷芳.中医杂志,2002,43:(5):337]。

【组成】

黄芪、生山楂各30g,全当归、桂枝、赤芍、白芍、大枣、天麻、决明子、菊花、制川乌、制草乌各10g,何首乌15g。

【功效】

健脾补肾,活血化瘀。

【疗效评定】

临床资料：本组患者60例，单纯血清TC高者2例，单纯血清TG高者24例，两者均高者34人。血清TC高者中最低为5.75mmol/L，最高为13.73mmol/L，平均7.83mmol/L。血清TG高者中最低为1.23mmol/L，最高为5.89mmol/L，平均2.40mmol/L。60例患者中，并发动脉硬化13例，并发高血压病11例，并发脂肪肝1例，并发冠心病5例（其中1例有房颤），并发脑供血不足者16例，并发肥胖症43例。有的患者患以上并发症2~3项。

治疗方法：首先应用中药和血通络汤加味30天，每日1剂，水煎服。服上药30天后，改用降脂饮：生山楂10g，决明子5g，菊花3g，何首乌5~10g。每日1剂，沸水泡服。

治疗结果：本组经30天中药煎剂治疗后，血清TC平均值降至5.73mmol/L，下降幅度最大为5.54mmol/L，最小为0.52mmol/L；降低5.3mmol/L以上者2例，降低5.2~2.6mmol/L者11例，降低2.6~1.3mmol/L者16例，降低1.2mmol/L以下者4例。血清TG总平均值降至1.55mmol/L，下降幅度最大为2.92mmol/L，最小为0.02mmol/L；其中下降2.3mmol/L以上者3例，下降1.1~2.2mmol/L者11例，下降0.55~1.0mmol/L者21例，下降0.54mmol/L以下者19例。高血清TC降至正常范围者23例，高血清TG降至正常范围者21例。本组仅1例治疗后血脂均升高；1例血清TC降至正常，但血清TG上升0.02mmol/L。继服降脂饮1~3个月后，尚未降至正常水平的患者血脂均降至正常，同时临床症状（头晕乏力、失眠、耳鸣、肢体麻木等）均相应消失。11例高血压患者血压均降至正常，1例房颤消失，14例脑供血不足明显改善（经脑血流图复查证实），5例冠心病患者心肌缺血状况有所改善（心电图复查证实）。并发肥胖症43例，36例体重降至正常，7例体重下降2~3kg。

【验案】

陈某，女，47岁，1989年10月14日初诊。

患冠心病3年，平素胸闷气短，有时胸前有塞痛感，头晕，乏力，失眠。近2天来症状加重，胸痛时间延长，服麝香保心丸亦不缓解，故来诊。现面色㿠白，畏寒。舌暗而淡，脉细涩。心电图示快速性房颤。血脂：TC 11.02mmol/L，TG 4.09mmol/L。投以和血通络汤加减。炙黄芪、丹参、生山楂、草决明各30g，全当归、赤芍、白芍、大枣、天麻、制川乌、制草乌、北细辛各10g，制何首乌、决明子各15g。服药1周后心电图复查，房颤消失。服药1个月后，查TC 6.76mmol/L，TG 1.98mmol/L，改服降脂饮以善后。

【按语】

高脂血症以"痰"、"瘀"为主要致病因素，这二者既是病理产物又是致病因素，导致络脉不通。因此，在治疗中，治病求其本，首先要去除出现痰瘀的根本，那就是脾肾不足，无力运化水湿，不足以推动血脉。和血通络汤就是以这一目的为前提的。其中黄芪、何首乌、大枣补脾肾，当归、桂枝、白芍和血脉，制川乌、制草乌温阳通络，天麻、决明子息风祛痰，赤芍、生山楂活血通络。全方平补肝肾，祛痰活血，和营通络，标本兼治。

疏肝理气类方

柴泽汤

【方源】

《聂惠民教授治疗高脂血症的经验》[张秋霞.北京中医药大学学报,2003,10(3):38]。

【组成】

柴胡10g,黄芩10g,法半夏10g,党参15g,炙甘草5g,鳖甲10g,黄芪15g,防风10g,炒白术10g,郁金15g,泽泻10g。

【功效】

疏肝理气,调理肝脾,活血化瘀。

【验案】

白某,男,40岁,1999年11月1日就诊。

胁下不适,伴口苦不爽半年余。观其面色晦暗。舌质暗,边有瘀斑,舌淡,脉沉弦。血脂:TC 7.8mmol/L,TG 5.4

mmol/L，HDL-C 0.5mmol/L。肝脏B超：脂肪肝。

辨证：肝郁脾虚，血行不畅，瘀积为患。

治则：疏肝理气，调理肝脾，活血化瘀。

处方：柴胡10g，黄芩10g，法半夏10g，党参15g，炙甘草5g，鳖甲10g，黄芪15g，防风10g，炒白术10g，郁金15g，泽泻10g。7剂，水煎服。

再诊症状大减，嘱咐患者一定坚持服药，使血脂调整到正常水平，以免后患无穷。患者坚持服药3个月，复查血脂正常，余无不适。

【按语】

肝主疏泄，胆附于肝，胆汁可以净脂化浊，有助于脾胃受纳运化。若情志内伤，气机郁滞，肝胆不利，疏泄条达失常，影响胆汁的输布排泄，则脂肪难于消化，积存体内，血脂升高，久则气血瘀阻。脂凝于皮下，则出现结节；凝于心脉，则胸痹心痛；浸润于肝，则见脂肪肝。中青年高脂血症发病率有逐年增高的趋势，对此年龄段高脂血症的治疗，聂惠民教授常用小柴胡汤与泽泻汤相合进行加减，名曰柴泽汤，以调理肝胆气机为主，佐以祛痰活血。

加味四逆散

【方源】

《加味四逆散治疗高脂血症100例》〔高双，杜光亮，高铸烨．辽宁中医杂志，2000，27（5）：211]。

【组成】

柴胡、白芍各60g，枳实45g，苍术100g，白术60g，瓜蒌120g，薤白45g，水蛭30g，川芎45g，甘草25g。

上药按比例共为细面，每服6g，每日3次。

【功效】

疏肝理脾，宽胸涤痰，活血通脉。

【疗效评定】

临床资料：本组患者100例，男67例，女33例；年龄32~75岁；单纯血清TC高18例，单纯血清TG高53例，两者均高29例。中医辨证：痰浊阻遏型49例，脾肾阳虚型7例，肝肾阴虚型9例，阴虚阳亢型14例，气滞血瘀型21例。

治疗方法：予以加味四逆散，每服6g，每日3次，1个月为1个疗程，2个疗程后进行评定。治疗期间不用其他降脂药物。

疗效标准：参照《中药新药临床研究指导原则》相关标准：①临床控制：临床症状、体征消失，实验室各项检查恢复正常。②显效：临床症状、体征基本消失，血脂检测达到以下任何一项者：TC下降≥20%，TG下降≥40%。③有效：血脂检测达到以下任何一项者：TC下降≥10%但<20%，TG下降≥20%但<40%。④无效：血脂检测未达到上述标准。

治疗结果：加味四逆散对高脂血症引起的头晕头痛，肢体麻木，胸闷乏力，精神疲乏的有效率依次为95.35%、96.43%、87.1%和93.22%；降低血清TC、TG的有效率依次为87.23%、90.24%。临床总有效率86%。对痰浊阻遏型疗效最好（93.88%）。治疗后临床疗效为：临床控制 19 例，显效 45 例，有效 22 例，无效 14 例，总有效率为 86%。

【按语】

高脂血症的发生与脂类摄入过多或脂类降解速度减慢有关，以脏腑功能失调为本，以痰浊瘀血互结、壅塞脉道为标，治疗应标本兼治。痰浊瘀血的生成虽与多个脏腑有关，但与脾的关系最为密切。因脾主运化水湿与水谷精微，若脾失健运，则水湿与水谷精微不能正常转输敷布，聚而为痰为饮，随"食气"归心，壅塞脉道，则血运受遏，渐至痰浊瘀血互结而致本病。在生理上，肝脾关系最为密切，肝疏则脾运，故前人有"土得木而达"之说。四逆散（柴胡、白芍、枳实、甘草）为张仲景所拟，为疏肝理脾之要方，可使肝气条达，郁阳得伸，肝脾调和。加苍术、白术健脾燥湿，以绝痰浊生成之源；瓜蒌、薤白宽胸理气，涤痰散结，以宣通心气；水蛭、川芎活血行气，以除脉道之壅滞。诸药共奏疏肝理脾，宽胸涤痰，活血通脉之功效。

降脂开郁汤

【方源】

《降脂开郁汤治疗高脂血症 98 例——附非诺贝特治疗 94 例对照》（朱建祥．浙江中医杂志，2004，6）。

【组成】

柴胡6g，茺蔚子15g，枳壳、白芍、郁金、香附、栀子、黄芩、天花粉、浙贝、昆布、山楂各10g。

【功效】

疏肝理气，清热育阴，消痰逐瘀。

【疗效评定】

临床资料：治疗192例患者，其中男101例，女91例；年龄最大76岁，最小32岁；病程最短2个月，最长11年。随机分为中药治疗组98例，西药对照组94例。

治疗方法：治疗组采用降脂开郁汤，每日1剂，水煎，分早晚2次服。对照组采用非诺贝特200mg，每日1次，口服。

疗效标准：①显效：血脂检测达到以下任何一项，TC下降≥20%；TG下降≥40%；HDL-C上升≥0.26mmol/L。②有效：血脂检测达到以下任何一项，TC下降≥10%但<20%；TG下降≥20%但<40%；HDL-C上升≥0.104mmol/L但<0.26mmol/L。③无效：血脂检测未达到有效标准者。

治疗结果：治疗组98例中，显效56例（占57.1%），有效34例（占34.7%），无效8例（占8.2%），总有效率91.8%。对照组94例中，显效58例（占61.7%），有效32例（占34.0%），无效4例（占4.3%），总有效率95.7%。两组疗效比较，无显著性差异（P>0.05）。两组停药3个月后疗效比较：治疗组98例中，显效42例（占42.9%），有效18例（占18.4%），无效38例（占38.8%），总有效率61.2%。对照组94例中，显效34例（占36.2%），有效12例（占12.8%），无

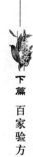

效 48 例（占 51.1%），总有效率 48.9%。两组停药 1 年后疗效比较：治疗组 98 例中，显效 32 例（占 32.7%），有效 20 例（占 20.4%），无效 46 例（占 46.9%），总有效率 53.1%。对照组 94 例中，显效 16 例（占 17.0%），有效 12 例（占 12.8%），无效 66 例（占 70.2%），总有效率 29.8%。

【按语】

高脂血症主要是由于情志、外邪、饮食等因素的影响，导致气血不和，气机郁滞，化热生痰，久则入血成瘀，痰热瘀互结。故治疗重点在于行气开郁，清热育阴，消痰逐瘀。

加味逍遥散

【方源】

《加味逍遥散治疗高脂血症 40 例》［朱建军．中医杂志，2002，43：（5）：337］。

【组成】

柴胡、当归、白术、泽泻各 10g，白芍、茯苓各 12g，陈皮 6g，丹参、山楂各 15g，甘草 4g。

肝阳上亢者加天麻、钩藤、地龙；痰浊阻滞者加石菖蒲、胆南星、法半夏；肾阴亏虚者加何首乌、枸杞子、旱莲草；肾阳虚者加补骨脂、锁阳、巴戟天；气虚者加党参、黄芪；气滞血瘀者加三七、水蛭、蒲黄。

【功效】

疏肝健脾，化痰除湿，行气活血。

【验案】

范某，男，52岁，1998年12月6日初诊。

患者于体检时发现血脂偏高，平素嗜食膏粱厚味之品，好烟酒，形体肥胖，常咳嗽痰多，偶感胸闷不适。查舌苔白腻，脉弦滑。血脂：TC 7.2mmol/L，TG 2.24mmol/L。心电图：轻度ST-T改变。

辨证：痰瘀阻络。

治则：健脾化痰，行气活血。

处方：柴胡、法半夏、白术、当归、炒枳壳、泽泻各10g，茯苓、白芍各12g，陈皮、石菖蒲各6g，全瓜蒌、丹参、山楂各15g，三七（分吞）3g，甘草4g。

加减治疗1个月，诸症消失，血脂复查正常。

【按语】

高脂血症多为饮食不当，如过食肥甘生冷或嗜酒成癖，或情志失调，肝气郁结，肝阳上亢，木旺克土，均致脾胃受损，运化失健，湿浊化痰，痰阻脉络，气滞血瘀，痰瘀互结。因此宜以疏肝健脾，化痰除湿，行气活血为治则。方中柴胡疏肝解郁；当归补血活血；白芍养血柔肝，平抑肝阳；白术补气健脾，燥湿利水；茯苓健脾益气。利水渗湿；泽泻利水渗湿；陈皮理气调中，燥湿化痰；丹参活血祛瘀；山楂消食化积，活血散瘀；甘草补脾益气，调和诸药。上药合用，肝脾得调，湿痰得化，气机得畅，瘀血得祛，共收良效。

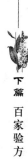

降脂汤

【方源】

《自拟降脂汤治疗高脂血症108例》[孙凤霞,黄焰.四川中医,1998,16(11):19]。

【组成】

柴胡、生白芍、炒白术、地骨皮各15g,郁金12g,鸡内金10g,决明子、芦根、黄芪、丹参、生山楂、泽泻各30g。

【功效】

疏肝理气,活血消滞。

【疗效评定】

临床资料:108例患者中,男性69例,女性39例;年龄在45~71岁之间,平均年龄58岁。其中血清TC高者21例,血清TG高者32例,两者均高者44例;合并冠心病或高血压病者11例。

治疗方法:治疗采用自拟降脂汤,每日1剂,水煎300ml,分3次口服,连服40天为1个疗程。

疗效标准:①临床控制:临床症状、体征消失,血脂检测TC、TG正常。②显效:临床症状、体征基本消失,血脂检测具有以下任一项者:TC下降>20%,TG下降≥40%。③有效:血脂检测具有以下任一项者:TC下降10%~20%

,TG下降20%~40%。④无效：未达到有效标准者。⑤恶化：血脂检测具备以下任一项者：TC上升≥10%，TG上升>10%。

治疗结果：108例患者，临床控制16例，占14.81%；显效46例，占42.59%；有效30例，占27.78%；无效13例，占12.22%；恶化3例，占2.6%。总有效率85.18%。

【按语】

高脂血症的病因一方面因脾失运化，饮食失节，损伤脾胃，则水谷不能蒸化为精微而聚湿生痰，痰浊内聚，阻闭脉道，血脉瘀滞。另一方面因脾胃之运化赖肝之正常疏泄，情志怫郁则肝失疏泄，气滞血瘀而化作血中之浊，形成痰脂，痰脂过盛，混于血中，使血液黏度增高，血涩不行，血脉阻滞。总之，本病本在肝郁脾虚，标在于痰凝瘀阻于脉道。治当调肝运脾，标本兼顾。方中重用柴胡，具有疏肝解郁之功效。近代研究证实，柴胡具有明显的降血脂作用，使血清TC，TG和磷脂的水平降低，其中尤以血清TG降低为甚。此外还能加速TC和其代谢产物从粪便排泄。泽泻具有降血脂功用，可使血清TG的含量降低，泽泻可使主动脉内各种脂质减少，从而使主动脉斑块减少。泽泻还能提高血清HDL-C的含量，能促使TC从动脉壁正常地消除，故泽泻具有干扰TC吸收、分解和排泄的作用。现代药理学研究证实，山楂能降血脂，提高清除TC能力。丹参、山楂抗血小板凝集，改善微循环。黄芪益气活血，促进人体新陈代谢。现代药理学研究证实，黄芪有直接减少内源性TC生成的作用。黄芪和丹参、郁金合用，能扩张周围血管，加快血液循环，不仅有降压作用，而且有降血脂之功能。此外鸡内金有运脾健胃功效，炒白术补气健脾，二药合用，共奏健脾和胃助运之功。现代药理学研究表明，地骨皮有很好的降血脂功能。上方诸药合用，共奏疏肝，健脾和胃，化痰泄浊，活血之功。

其他类方

泻浊降脂汤

【方源】

《高脂血症辨证治疗经验浅谈》[乔振纲,吴燕燕,乔艳华.光明中医,1996,5(9)]。

【组成】

生何首乌15g,生大黄9g,生山楂10g,泽泻15g,枳实9g,川厚朴9g,油当归15g,玄参15g,生地黄10g,寸冬13g。

【功效】

通腑导下,泄浊降脂。

【验案】

张某,男,42岁,1989年11月23日初诊。

患者平素食欲旺盛,嗜食肥甘,体重逐日增加(半年增加9.2kg)。1个月前体检时发现血脂指标增高(TC

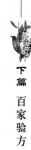

14.2mmol/L，TG 6.8mmol/L），心电图正常。眼底检查：提示动脉硬化。诊断为高脂血症，故来诊。自述口干口臭，乏力神疲，恶心，嗳腐，大便秘结。查形壮体肥，面色红润，舌红，苔黄，脉弦滑有力。

辨证：阳明蕴热，浊气滞留。

治则：轻清导下，通腑泄浊。

处方：泻浊降脂汤化裁。生何首乌15g，生大黄9g，生山楂10g，川厚朴9g，枳实9g，陈皮9g，半夏9g，竹茹9g，玄参15g，寸冬13g，生地黄10g，甘草5g。

此方为宗，续服15剂，恶心，嗳腐渐愈，大便通畅，又以生何首乌15g，生大黄9g，开水浸泡代茶，每日频饮。

坚持3个月后体重下降9.8kg。1990年2月5日血脂复查，各项指标均接近正常。

【按语】

年青壮实之人，单纯患高脂血症者亦不少见，此类患者大都具有食欲旺盛而大便秘结或数日不便之特点，由于摄入过多，超出正常消耗，又由于大便秘结，或排便不畅，体内浊气不能及时排出体外，致使能量过度蓄积，浊气滞留体内，久而久之影响气化，出现乏力、神疲、口干、口臭、恶心、嗳腐等症状。六腑以通为用，其功能的正常发挥，对全身气机起着重要的调节作用。六腑失其通降之性，不但能导致大便秘结等症状，日久还能进一步影响津液和血液的正常运行，形成痰浊、瘀血等病理产物。泻浊降脂汤在化痰祛瘀降脂的基础上，又应用大黄、枳实、厚朴轻清导下，通腑泄浊，辨病与辨证相结合，用药精当。

育阴降脂饮

【方源】

《高脂血症辨证治疗经验浅谈》[乔振纲,吴燕燕,乔艳华.光明中医,1996,5(9)]。

【组成】

辽沙参 13g,寸冬 13g,生地黄 10g,当归 15g,枸杞子 13g,白芍 30g,钩藤(后下)30g,川牛膝 13g,泽泻 15g,菊花 9g,草决明 15g,莱菔子 9g,地龙 15g,夏枯草 15g。

若头痛较剧者加天麻 15g,葛根 30g,丹参 10g;头晕较重者加生龟甲 30g,蒸何首乌 15g;腰膝酸软者加杜仲 15g,桑寄生 15g,山茱萸 10g;血压持续不降者加罗布麻 30g,羚羊角粉(另包冲服)1g,磁石(先煎)13g。

【功效】

滋水涵木,育阴潜阳。

【验案】

张某,男,57 岁,1988 年 1 月 7 日初诊。

患者于 1973 年始患高血压和高脂血症,屡经中西药治疗,病情时好时坏,近两周因用脑过度致病情加重。现症见:头晕眼花,甚则欲仆,伴呕恶眠差,腰膝酸软,口干,便干。舌红,苔薄黄,脉沉弦。脑血流图:提示脑动脉硬化。血脂:

TC 17.32mmol/L，TG 6.9mmol/L。血压195/110mmHg。

辨证：水不涵木，肝阳上亢，痰阻清窍。

治则：滋水涵木，平肝潜阳，化痰清脑。

处方：育阴降脂饮化裁。生龟甲30g，蒸何首乌15g，菊花9g，枸杞子13g，当归10g，白芍30g，辽沙参13g，钩藤30g，川牛膝15g，泽泻30g，草决明15g，莱菔子9g，地龙10g，杜仲15g，罗布麻30g。

上方为宗，续服50余剂，头痛头晕明显减轻，血压降至145～160/95～105mmHg。继以菊花9g，枸杞子15g，泽泻15g，决明子15g，生山楂15g，罗布麻15g，煎汤代茶，每日频饮。坚持3个月，诸症基本消失，血脂检测明显降低（TC 12.6mmol/L，TG 4.8mmol/L）。

【按语】

高脂血症的形成，与肝亦有密切关系。肝藏血，主疏利，调畅气机，若肝失疏泄，气机不畅，气逆犯脾，健运失职，津液代谢失常，可内生痰浊；或肾水不足，水不涵木，肝阳上亢，阳热之邪亢扰日久，必炼津为痰，均可形成高脂血症。可应用育阴降脂饮加减，以滋水涵木，祛瘀降脂。

防风通圣散

【方源】

《宣明论方》。

【组成】

防风、川芎、当归、芍药、大黄、薄荷叶、麻黄、连翘、芒硝各15g,石膏、黄芩各30g,滑石90g,生甘草60g,荆芥穗、白术、栀子各7.5g。

上药水煎或研粉水泛为丸。每次口服6g,每日2次。汤剂清水煎成200ml,每次服100ml,每日2次。

【功效】

发汗达表,泄热通便。

【疗效评定】

临床资料:病例来源于1996年3月~2000年12月随诊资料完整的患者,经饮食控制4个月,TC≥6.2mmol/L和(或)TG≥1.81mmol/L,共40例。其中男29例,女11例;合并高血压病8例,冠心病4例,高血压病及冠心病并发3例,心功能Ⅰ~Ⅱ级3例。治疗前已服用消心痛5例,肠溶阿司匹林11例,卡托普利8例,尼群地平8例。

治疗方法:所有入选患者均给予口服防风通圣散,每日3g,已服用消心痛、肠溶阿司匹林、卡托普利、尼群地平等的患者服用原有药物不变。于服用防风通圣散后第4、12、24周查血脂、电解质、血糖、肌酐等并记录临床症状(血压、心率、体重等)及不良反应。

疗效标准:①显效:血脂检测TC下降>20%,或TG下降40%,或HDL-C上升10%。②有效:血脂检测TC下降10%~20%,或TG下降20%~40%,或HDL-C上升4%~10%。③无效:血脂检测TC下降<10%,或TG下降<20%,

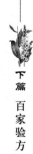

或 HDL-C 上升＜4%。

治疗结果：40 例患者经连续服用防风通圣散治疗 24 周后，显效 20 例，有效 15 例，无效 5 例，总有效率为 87.5%。防风通圣散对改善血清 TC、TG、LDL-C 有较好的疗效，而对血清 HDL-C 影响不明显。

资料来源：《防风通圣散治疗高脂血症 40 例》［邢小阳. 新中医，2002，34（5）：58］。

【按语】

防风通圣散是临床上常用于治疗表里皆实的表里双解剂。方中滑石用量最大，《本经》称滑石"甘寒无毒，利小便，荡胃中积聚寒热，益精气。久服轻身耐饥长年"。朱震亨称其"燥湿分水道，实大肠，化食毒，行积滞，逐瘀血"。说明滑石甘寒性滑，善通利三焦以利湿行滞泄浊。滑可去著，使湿浊蕴毒及各种代谢产物下泄随小便而去。大黄可泻满而推陈致新，去陈垢而安五脏，既能活血化瘀，又能攻下积滞，可使肠道通畅，湿浊蕴毒下泄，痰脂减少。麻黄、防风、荆芥、薄荷、桔梗发汗透毛窍，宣肺而通调水道。川芎活血化瘀，促进新陈代谢，并有抑制血小板的作用。芒硝清热泻下软坚。白术、甘草健脾胃助运化，且甘草含甘草甜素，能降低 TC，增加胆汁分泌，促进脂肪分解。当归、白芍养血和血以扶正。全方汗、下、清三法并用，上下分消，表里同治。正如王旭高赞"此为表里气血三焦通治之剂。汗不伤表，下不伤里。名曰通圣，极言其用之妙耳！"

温肾化痰方

【方源】

《彭培初教授应用温肾化痰方验案3则》[王怡. 新中医, 2005, 37 (9): 78]。

【组成】

天麻9g, 黄芩9g, 黄连9g, 黄柏9g, 熟附子9g, 肉桂9g, 炮姜4.5g。

【功效】

寒热并用, 化痰祛瘀。

【验案】

方某, 男, 39岁, 2004年2月初诊。

头晕、乏力、纳差半年余。患者患高血压、高脂血症、血黏度增高年余。平素工作紧张, 近半年来时感头晕, 乏力, 纳差, 午后乏力加重, 小便清长, 故来诊。现形体消瘦, 面色暗灰, 精神萎靡, 舌红, 苔薄腻, 脉濡数。有高血压及全血黏度升高家族史。血压150/68mmHg。血脂: TC 6.2mmol/L, TG 2.2mmol/L。心肺无异常。

辨证: 肾气亏虚, 痰瘀互阻, 上蒙清窍。

治则: 清热化痰, 祛瘀开窍。

处方: 温肾化痰方加减。天麻、黄芩、黄连、黄柏、熟附子、肉桂（焗）、丹皮、栀子、柴胡各9g，炮姜4.5g，制大黄、三棱、莪术各15g，藏红花1g。每日1剂，水煎服。

二诊：服14剂，眩晕、乏力略减，血压下降，面色仍暗，舌红，苔薄腻，脉濡数。续以祛痰化瘀，清热化湿法。上方加龙胆草6g，当归、川芎各9g，桃仁12g，半枝莲、板蓝根各15g。

三诊：再服14剂，乏力明显好转，舌红，苔薄，脉弦。仍守上方加赤芍9g，土茯苓30g。随症加减服2个月，头晕偶作，乏力消除，夜寐渐安，面色转润，血压稳定，复查血脂已正常。

【按语】

彭培初是上海中医药大学教授，全国名老中医。擅长以古方化裁治疗各种疑难杂病，临床诊治常以肝肾为要，注重调和阴阳，内服外治结合，处方用药善于执简驭繁、攻补兼施、寒热并用。随着生活水平提高，高脂血症发病率明显升高，患者多因饮食不节，过食肥甘，引起代谢紊乱，湿热内蕴，瘀阻经络，血行凝滞，导致血液黏滞瘀阻，故治以寒温并用，化痰祛瘀，清热利湿为法，在温肾化痰方基础上加龙胆草、柴胡、丹皮、栀子清泄肝胆湿热，加三棱、莪术等活血祛瘀，每获良效。

加味麻仁丸

【方源】

《麻仁丸加味治疗高脂血症50例》［茅国荣．实用中医药杂志，2000，16（12）：19]。

【组成】

麻子仁、制何首乌、决明子、生黄芪、绞股蓝各30g，生白芍、枳实、厚朴、杏仁、泽泻各10g，参三七、大黄各5g。

伴胸闷、心悸加丹参、郁金；伴乏力、眩晕加党参；便干用生大黄；便稀用制大黄。

【功效】

泻胃腑，运脾气，化瘀血，祛膏脂。

【疗效评定】

临床资料：80例患者随机分为治疗组50例，对照组30例。治疗组男38例，女12例；年龄35～52岁，平均45.4岁；单纯血清TC增高13例，单纯血清TG增高22例，两项均增高15例。对照组男24例，女6例；年龄37～51岁，平均45.2岁；血清单纯TC增高8例，单纯血清TG增高14例，两项均增高8例。

治疗方法：治疗组用麻仁丸加味，每日1剂，水煎分2次服。对照组口服烟酸肌醇片，每次0.4g，每日3次。两组在治疗期间均停用其他降脂药物，并低脂饮食。治疗4周为1个疗程。治疗前及1个疗程结束时测定血清TC、TG。

疗效标准：①显效：血脂检测TC下降≥20%，或TG下降≥40%。②有效：血脂检测TC下降≥10%，或TG下降≥20%～39%。③无效：血脂检测未达到有效标准。

治疗结果：治疗组显效28例，有效16例，无效6例，总有效率88.0%。对照组显效12例，有效7例，无效11例，总

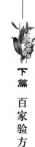

有效率63.3%。

【按语】

高脂血症多因脾胃功能失调所致，脾胃功能失调主要是胃强脾弱，类似于"脾约"病。盖胃气强盛，则嗜食肥甘厚味，消谷善饥；而脾气虚弱，则运化输布失职，不能为胃行其津液，导致津停、痰聚。治疗采用泻胃腑，运脾气，化瘀血，祛膏脂法。麻仁丸为《伤寒论》治疗脾约病之经方，能润下通腑，轻泻胃气，胃腑通利则脾气健运，痰湿自去，再酌加化瘀降脂中药，更切中高脂血症病机。根据现代药理研究结果，加味麻仁丸中的大黄、何首乌、决明子含蒽醌类化合物，能促进肠道蠕动，减少外源性脂质吸收，同时增加TC的排泄。泽泻、绞股蓝、参三七能促进脂质转运、排泄。何首乌、黄芪通过可逆的磷酸化和脱磷酸化，实现对肝细胞微粒体羟甲基戊二酰辅酶A还原酶活力的抑制，起到调节脂质代谢的作用。

通腑降浊方

【方源】

《清泄通腑降浊法治疗高脂血症38例》［杨兰. 陕西中医，2004，25（12）：1106］。

【组成】

大黄、厚朴、枳实各10g，何首乌、山楂、草决明各30g。

若胃热善饥酌加黄连6g，黄芩、栀子、丹皮各10g；若肝郁化火酌加柴胡、郁金各10g，茵陈、虎杖各15g；若津伤便秘酌加生地黄、玄参、麦冬各15g；若气滞血瘀，胸闷心悸酌加丹参、郁金、薤白各10g，瓜蒌15g；若头晕目眩酌加天麻、菊花、钩藤、枸杞子各10g。

【功效】

通便降浊。

【疗效评定】

临床资料：选择高脂血症患者38例，其中男性26例，女性12例；年龄18~65岁，平均年龄50岁；病程2~15年。确诊为单纯血清TC高者10例，确诊为单纯血清TG高者17例，混合型者11例。其中肥胖者21例，伴有高血压者10例，伴冠心病者6例。所有患者经血脂检测确诊，TC≥6.0mmol/L或TG≥1.54mmol/L。中医辨证：属胃热腑实证。

治疗方法：给予自拟通腑降浊方治疗，每日1剂，水煎2次，每次加水500ml，煎取200ml，混合后分2次温服。疗程为1个月，复查空腹血脂含量测定。

疗效标准：①显效：临床症状、体征基本消失，血脂检测达到以下任一项者：TC下降≥20%，TG下降≥40%。②有效：血脂检测达到以下任一项者：TC下降≥10%但<20%，TG下降≥20%但<40%。③无效：治疗后症状、体征与血脂检测无明显改善者。

治疗结果：治疗结果经统计分析，38例高脂血症患者经治疗后，其中单纯血清TC高者，显效7例，有效2例，无效1例，有效率90%。单纯血清TG高者，显效11例，有效5

例，无效1例，有效率94.1%；混合型者，显效6例，有效4例，无效1例，有效率90%。总有效率为92.1%。血清TC平均下降22.6%，血清TG平均下降36.8%。

【按语】

血脂的来源主要有两个方面：一是外源性，由于饮食不节，过食肥甘，嗜酒过度，而致脾胃受损，脾气壅滞，气机被遏；二是内源性，由于脏腑功能失调，尤其是脾胃受纳运化失司，肠道升清降浊功能障碍，导致脂类代谢运转异常，留而不去，使血脂升高。临床多见于肥胖之人，其食欲极佳，食量较大，消谷善饥，喜食肥甘，少食蔬果，脘腹胀满，大便秘结，以致饮食积滞，腑气不通，湿热蕴结，痰浊内生而致病。在治疗上，中医认为"六腑以通为用"。因此保持胃肠道气机通畅，发挥分清泌浊的正常生理机能，是促进血脂代谢的有效途径，实为正本清源，治病求本之法。通腑降浊法可增强肠蠕动，抑制外源性脂质的吸收，促进脂质的排泄，调节血脂的代谢而发挥降脂作用。通腑降浊方中大黄有泻下通便，祛瘀生新，利胆退黄的作用，其疗效确切，奏效迅速，适用于肥胖兼热结瘀滞型高脂血症患者。厚朴、枳实可行气导滞，散结消痞，增加肠蠕动而调节肠胃功能。何首乌补益肝肾，通便解毒，尤适用于老年高脂血症兼肝肾不足的患者。山楂消食健胃，化瘀散结，尤以消化肉食积滞见长，适用于肉积不消，腹胀腹痛者。决明子可清热明目，润肠通便，适用于肝阳上亢，热结便秘者。诸药合用，可使腑气通畅，通便降浊而祛病健身，正所谓"通便可强身，泄浊能延年"。

玉荷汤

【方源】

《玉荷汤治疗高脂血症60例》[章伟光.山西中医,2000,16(5):18]。

【组成】

玉竹、荷叶、山楂、泽泻、苍术、决明子各等分,每日30g,煎水代茶,不拘时饮服。

【功效】

调理脾胃,活血化瘀。

【疗效评定】

临床资料:入选病例为门诊未经治疗的高血脂患者,随机分为治疗组与对照组。治疗组60例,男35例,女25例;平均年龄46±7.6岁;平均病程5.1±3.2年。对照组20例,男12例,女8例;平均年龄49±4.5岁;平均病程4.8±3.5年。

治疗方法:采用自拟玉荷汤治疗高脂血症60例,并与多烯康治疗20例作对照,均用药4周。

疗效标准:参照《中药新药临床研究指导原则》相关标准:①显效:血脂检测达到以下任何一项,TC下降≥20%,TG下降≥40%,HDL-C上升≥0.24mmol/L。②有效:血脂检测达到以下任何一项,TC下降10%~19%,TG下降20%~

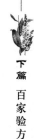

39%，HDL‐C 上升 0.14~0.24mmol/L。③无效：血脂检测未达到有效标准或恶化。

治疗结果：两组血脂指数改善情况：TC 有效率分别为 80.6%、70%，TG 有效率分别为 77.5%、66.7%，HDL‐C 有效率分别为 82.6%、75.0%，LDL‐C 有效率分别为 82.1%、77.8%。

【按语】

高脂血症患者中有相当一部分没有症状，其发病与痰浊血瘀相关。痰浊的生成既有饮食不节或喜嗜肥甘，导致脾胃运化不及；也有脾胃亏损，功能失常所致。《素问·经脉别论》谓："饮入于胃，游溢精气，上输于脾，脾气散精，上归于肺。"若纳化障碍，则饮食精微不为人体所用也可聚而为痰湿。痰浊若滞于血脉经络，又可导致血运不畅，成为心脑血管病的基础，故治疗高脂血症不仅需要从瘀论治、从痰论治，还应当从调节脾胃功能入手。玉荷汤选用苍术、玉竹意在正本清源，苍术苦温，长于燥湿健脾，善能"敛脾精"，即有化浊之力，配伍玉竹之甘平养阴，起到刚柔相济，补偏救弊，促使脾胃运化恢复正常的作用。荷叶在《本草纲目》目谓之能"生发元气，裨助脾胃，涩精浊，散瘀血。"荷叶能升清气而降浊气，且与山楂同用可通利血脉，使脾胃生机盎然，气血化源不息，自无留湿生痰之虑。现代药理研究发现，玉竹、山楂、泽泻、决明子均有降血脂作用，玉竹降血清 TG 的作用较好，泽泻所含三萜类化合物不仅能减少 TC 合成，还能升高血清 HDL‐C 水平。诸药合用，可达标本兼治的目的。

中满分消饮

【方源】

《兰室秘藏》。

【组成】

人参3g，白术3g，茯苓6g，泽泻10g，半夏10g，厚朴12g，枳实10g，知母10g，黄连10g，黄芩10g，干姜6g，砂仁5g，陈皮10g，姜黄3g，猪苓3g，甘草3g。

【功效】

理气，清热，祛湿，健脾。

【疗效评定】

临床资料：本组病例系门诊及事业单位干部体检中筛选出的患者，其中男性63例，女性37例；年龄47～73岁，平均年龄56.8岁；合并糖尿病24例，高血压23例，冠心病31例，肥胖症12例。中医辨证为痰浊阻滞型者纳入治疗观察对象。症见：形体肥胖，头晕头重，肢体困乏，腹胀纳呆，口黏多痰，大便不畅，舌体胖或有齿痕，舌苔厚腻，或黄腻，脉滑或濡滑。

治疗方法：服用中满分消饮，每日1剂，4周为1个疗程。并发症西药治疗不变，停用影响血脂的药物，治疗期间保持低脂饮食。

疗效标准：①血清TC高者：显效（下降≥20%），有效

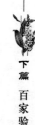

(下降10%~20%)，无效（下降<10%），恶化（上升≥10%）。②血清TG高者：显效（下降≥40%），有效（下降20%~40%），无效（下降<20%），恶化（上升≥10%）。

治疗效果：100例患者中，血清TC高者68例，显效55例（80%），有效13例（20%），总有效率100%。血清TG高者76例，显效56例（74%），有效20例（26%），总有效率100%。

资料来源：《中满分消饮治疗高脂血症100例》[梁贵新．光明中医，2004，19（5）：51]。

【按语】

高脂血症主要与脾肾肺三脏有关，但痰饮的形成先源于脾，古有"脾为生痰之源，肺为贮痰之器"的论点。脾虚生痰，痰饮上泛，肺朝百脉，随气入血，流窜血脉，久而不解则与血相溶为一体，使血液黏稠而瘀滞，最后形成痰瘀阻滞。这与现代医学对高脂血症的认识相近。中满分消饮出自《兰室秘藏》，从立方原意来看，针对饮食不节，过食膏粱厚味，或饮酒无度，湿热内生，脾胃不能克化，痰饮湿浊留聚，气机壅滞，积郁日久化热成实，则成中满之证。与高脂血症属于痰浊阻滞型的病因、病机、症状相类同，故可选用本方治疗。方中厚朴、枳实、姜黄破积化痰，理气消胀，苦温开泄以清除胃肠湿浊痰秽；泽泻、茯苓、猪苓理脾渗湿，泌别清浊，化达决渎之气，使水湿之浊从小便而行；黄连、黄芩、半夏、干姜清热化湿，辛开苦降，调理阴阳，使湿热分而消之；人参、白术、砂仁、陈皮、甘草乃六君之法，健脾和胃以固其本，复中州运化之职。综观全方理气、清热、祛湿、健脾融为一炉，分中有消，消中有散，祛邪之中有健脾扶正，亦合乎标实本虚之病机。

利胆降脂合剂

【方源】

《利胆降脂合剂治疗高脂血症》[陈曙晖．安徽中医临床杂志，1998，10（4）：200]。

【组成】

茵陈、金钱草各150g，生栀子30g，炒枳实、川芎、制香附、炒苍术、生鸡内金各50g，生山楂100g。

将上药浓煎成500ml瓶装，以甜菊甙矫味，每次服50ml，每日2服。

【功效】

利胆降脂。

【疗效评定】

本组152例患者服用利胆降脂合剂，每30天为1个疗程。1个疗程后血脂复查全部正常者为显效；TC及TG有一项降至正常为好转；TC或TG高者未降至正常为无效。显效88例，好转39例，无效25例，总有效率83.6%。

【验案】

刘某，女，58岁，1993年3月5日初诊。

患者形体肥胖，时感头昏，血压正常，脉弦，舌苔薄腻，

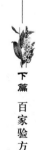

质红。血脂：TC 6.7mmol/L，TG 2.3mmol/L，予利胆降脂合剂1个疗程，复查血脂：TC 3.5mmol/L，TG 1.21mmol/L，诸症减轻。

【按语】

高脂血症由于患者无明显的自觉症状而确诊有一定的难度，但究其病因，不外痰、瘀、气滞等，并常可见郁久化热之象，病位多在肝脾。肝之疏泄不利，可致气机郁结，气滞则血瘀；脾主运化，过度的膏粱厚味饮食使脾不能及时转化为水谷精微运化全身，则生痰浊，久则蕴而化热。故选用茵陈、栀子、金钱草清热利胆祛湿，伍以枳实行气利胆之力则倍增。用越鞠丸解肝脾之郁，不用神曲而改山楂、鸡内金，因山楂不仅可消食化积，更能活血散瘀行滞；而鸡内金一药，张锡纯谓其"善化瘀血"，"消化瘀积之要药"。诸药合而成为一利胆降脂之方剂。另外，从现代医学的角度来看，高脂血症的形成与肝脏和胆汁的分泌及肝肠循环有密切的关系，使用中药清热利胆治疗，可使胆汁分泌增多，相对减少 TC 的重吸收而起到降脂作用。

茵陈五苓散

【方源】

《金匮要略》。

【组成】

茵陈30g，白术10g，泽泻20g，桂枝10g，猪苓30g。

【功效】

化气利水,清利湿浊。

【疗效评定】

用该方治疗原发性高脂血症 78 例,并设 29 例应用藻酸双酯钠进行治疗的患者为对照组。结果表明,治疗组 78 例,显效 30 例,有效 30 例,无效 18 例,总有效率 76.8%。对照组 29 例,显效 4 例,有效 6 例,无效 19 例,总有效率 34.5%。茵陈五苓散治疗原发性高脂血症,在降低血清 TG 及 TC 方面优于对照组。

【验案】

李某,男,57 岁,教师,1995 年 6 月 1 日初诊。

头晕头胀,身困乏力 3 月余,加重 2 周,伴食欲下降,懒言,每日上课后乏力加重,不欲说话。在门诊间断服补气养血、滋肝补肾之剂无明显好转,服西药(不详)症状亦改善不明显。近 2 周病情加重,遂在家人陪同下来诊。血脂:TG 3.9mmol/L,TC 6.7mmol/L。舌质暗苔腻,脉弦。有阳痿病史,余无特殊。

中医诊断:眩晕(脾虚湿困)。

治则:健脾化湿,通阳利水。

处方:茵陈 30g,白术 10g,猪苓 10g,茯苓 10g,桂枝 6g。每日 1 剂,水煎服。5 剂后来诊,述头晕诸症明显减轻,又嘱其坚持服至 1 疗程(30 天)。血脂:TC 6.0mmol/L,TG 2.4mmol/L,诸症消失。遂改为散剂,坚持服用,以改善其痰湿体质。

资料来源:《茵陈五苓散治疗原发性高脂血症临床观察》

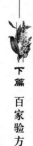

[阎红霞. 河南中医, 1998, 18 (4): 208]。

【按语】

茵陈五苓散出自《金匮要略》，主要功能清热利湿，降浊退黄。茵陈入血分，清血分湿热；五苓散化气利水，畅三焦水道，使湿邪分利从下焦而去。故在原发性高脂血症中，凡脾虚湿盛，痰浊不化，湿热壅滞者，选用该方化气利水，清利湿浊，实为标本兼治之良方。

柔肝和血汤

【方源】

《柔肝和血汤治疗高脂血症的临床观察与实验研究》[李忠业，张晓春. 广西中医药, 1996, 19 (2): 56]。

【组成】

生地黄15g，白芍12g，桑寄生12g，杜仲10g，当归10g，川芎10g，丹参12g，钩藤15g，山楂15g，泽泻12g，炒酸枣仁15g。

【功效】

柔肝和血。

【疗效评定】

临床资料：63例中，门诊患者40例，住院患者23例；男36例，女27例；年龄最小41岁，最大73岁，平均53岁；

病程最长15年,最短6个月,平均5年;单纯血清TC高者11例,单纯血清TG高者20例,两者均高者32例。合并高血压病26例;心电图异常15例,其中左前分支传导阻滞3例,窦性心动过缓2例,慢性冠状动脉供血不足10例;X线胸部正位片示动脉迂曲延伸10例。

治疗方法:全部病例均服用柔肝和血汤。每日服1剂,水煎2次,2次药液混合,分3次温服。每周服6剂,4周为1个疗程。连续治疗2个疗程。

疗效标准:显效为治疗后血脂水平恢复至正常范围;有效为治疗后血清TC下降值>1.0mmol/L,或血清TG下降值>0.2mmol/L,或血清HDL-C升高值>5.55mmol/L;无效为治疗后血脂无变化或下降值小于上述标准;治疗期间生活条件不变而血脂水平继续增高者为加重。

治疗结果:单纯血清TC高者中,显效2例,有效8例,无效1例,有效率90.9%。单纯血清TG高者中,显效7例,有效11例,无效2例,有效率90%。两者均高者中,显效7例,有效24例,加重1例,有效率96.9%。

【按语】

高脂血症临床上多见于中老年患者,肝肾阴亏是促发本病形成的主要病机,肝阴亏乏,则使"肝虚而力不能舒,日久遂气停血滞"。盖因厥阴肝木,敷阳和气,燮理阴阳,监制运化,疏泄气机,如肝虚疏泄无能,气血津液运化即失常,气不行血则瘀滞,气不化津生痰浊。因此,高脂血症者,尤其中老年患者多有兼痰浊瘀血的表现。治疗之法当谨守病机,故以滋阴柔肝为治本之法,祛浊和血为治标之策。柔肝和血汤中以白芍、酸枣仁、当归养肝血补肝阴；以辛温之川芎行气开郁以畅气机；肝肾同源，补肝当先补肾，故以生地黄、桑寄生填补肾阴；善补阴者必于阳中求阴，取"甘温能补，微辛能润，故能入肝而补肾"之杜仲，蒸腾阴液，上涵肝木；治肝贵在调和，故遣一味钩藤，但取其潜降之功，以防肝气之逆，调和肝之体用，以尽其敷阳和气之能；奉标本兼顾之宗旨，取丹参"通调血滞，温养气机"；佐山楂化瘀滞开郁气；泽泻渗湿以祛浊。诸药全用，达到补肝体以助其用，祛瘀浊而不伤正气的目的。